COVID-19 Y EL VIRUS QUE SACUDIÓ AL MUNDO

MIRIAM CALLEJA

Traducido por
MARIA LOPEZ

OPPIAN

Publicado por Oppian Press
Helsinki, Finland

ISBN 978-951-877-143-5

INTRODUCCIÓN A LOS VIRUS

Los virus son una de las criaturas vivas más abundantes en la tierra. Están presentes en todas partes, tanto dentro como fuera de nuestros cuerpos. Sin embargo, no son capaces de cumplir con todas las funciones que se consideran vitales al momento de clasificar una entidad biológica como ser vivo. Carecen de estructura celular y de la mayor parte de las organelas citoplasmáticas. Son incapaces de producir su propia energía, y no pueden multiplicarse sin el uso de una célula huésped. Una vez que el virus entra en el interior de ésta, adquiere la habilidad de controlarla y la usa para crear muchas copias de sí mismo. De manera que depende de las células huésped para obtener la energía que necesita, como así también otros componentes básicos que garanticen su funcionamiento. Dicho de otro modo, los virus son incapaces de sostenerse por sí mismos.

Están compuestos principalmente por un núcleo de ácido nucleico más un recubrimiento externo de proteína, y a veces una envoltura proteica externa. El núcleo de ácido nucleico puede estar compuesto por ADN o ARN, nunca ambos. Los virus también pueden tener otras proteínas como, por ejemplo, enzimas.

Se les puede considerar una suerte de parásitos, ya que usan huéspedes —que pueden ser plantas, pájaros, insectos o mamíferos (incluidos los humanos)— para replicarse y asegurar su existencia de forma continua. Solo pueden multiplicarse mediante el uso de células del huésped y, por lo tanto, prosperar mediante la infección. A pesar de no ser seres vivos, tienen la capacidad de afectar el comportamiento de su anfitrión. Dicho esto, los virus no siempre son perjudiciales para su huésped y pueden existir dentro de las células en un estado latente o con una muy lenta tasa de replicación, aparentemente no detectada por el sistema inmune.

De hecho, los virus son, y han sido, un factor importante en la transferencia de genes entre diferentes especies y, por lo tanto, en el aumento de la diversidad genética. Una teoría sugiere que la aparición del núcleo en las células vivas podría ser el resultado de un virus de ADN persistente.

Las células procariotas, como es el caso de las bacterias, son organismos que carecen de organelas citoplasmáticas. Generalmente se trata de células microscópicas y relativamente simples, y están rodeadas por una membrana o pared celular en cuyo interior se encuentra una cadena circular de ADN. El núcleo es una parte de la célula que diferencia a las eucariotas de las procariotas. Las células eucariotas son más complejas debido a sus orgánulos especializados y generalmente pertenecen a organismos multicelulares.

En las eucariotas, el ADN es lineal y se encuentra dentro del núcleo. El consenso general es que este tipo de células evolucionaron de las procariotas, posiblemente a través de las acciones de un tipo de virus llamado retrovirus. Alguna evidencia apoya esta teoría, pero los pasos exactos involucrados en este proceso permanecen sin confirmar aún.

Los virus son las partículas microscópicas responsables de algunas de las enfermedades más peligrosas, incluyendo influenza, viruela, ébola y rabia. Debido a su naturaleza siempre cambiante, suelen ser difíciles de clasificar y entender.

QUÉ SON LOS CORONAVIRUS

Los coronavirus (CoV) son una gran familia de virus que infectan a humanos y animales. Tanto en animales como en humanos causan infecciones respiratorias e intestinales. En el caso de las enfermedades respiratorias, pueden ir desde el resfriado común hasta las enfermedades respiratorias más graves y agudas.

Los coronavirus reciben este nombre a causa de su apariencia en forma de "corona", palabra que deriva del latín "corona" o "halo". Estos virus tienen una forma esférica característica con picos en forma de corona en su superficie, y miden aproximadamente entre 100 y 160 nm de diámetro.

El material genético de cada coronavirus está compuesto de ARN monocatenario de sentido positivo (o (+) ssRNA). Esto significa que el genoma de ARN de sentido positivo del virus puede usar los ribosomas de la célula huésped para traducir directamente el ARN en proteínas. Los ribosomas se encuentran en todas las células vivas. Son las organelas encargadas de la síntesis de proteínas biológicas mediante de la unión de aminoácidos en el orden correcto definido por el ARN mensajero. Cada virus contiene una cadena simple de genoma de sentido positivo que interactúa con las nucleoproteínas, y mide aproximadamente entre 27 y 32 kb.

Los coronavirus están entre los virus más grandes, y también tienen el genoma más grande en comparación con todos los demás virus de ARN. Este genoma de ARN se encuentra dentro de una nucleocápside proteica helicoidal y, además, está rodeado por otro recubrimiento de membrana llamado envoltura. Tres diferentes proteínas se incorporan dentro de la envoltura viral: membrana (M), envoltura (E), y proteínas de pico (S). Las proteínas M y E están asociadas con el ensamblaje del virus. La proteína S modula la entrada del virus en las células huésped.

Los coronavirus que afectan la salud humana son de la familia *Coronaviridae*, de la subfamilia *Coronavirinae*. Hay cuatro subgrupos principales de coronavirus humanos: alfa, beta, gamma y delta. Entre los incluidos en esta subfamilia, los *Alfacoronavirus* y los *Betacoronavirus* son los que interesan a los virólogos clínicos. Algunos de estos virus fueron los primeros identificados y descritos en la década de 1960, y hasta el día de hoy sabemos de siete coronavirus que pueden afectar a la población humana. Cuatro de estos siete coronavirus, afectan habitualmente a las personas alrededor del mundo.

Los coronavirus relativamente más nuevos (o "noveles") que han infectado a las personas son MERS-CoV, SARS-CoV y SARS-CoV-2 (que causa COVID-19). Hasta la aparición del Síndrome Respiratorio Agudo Severo (SARS) en 2002, los coronavirus se consideraron patógenos menores para humanos.

Hasta entonces, solo estaban relacionados con el resfriado común o con los síntomas respiratorios leves que afectan a personas inmunocomprometidas, y rara vez causan infecciones graves en adultos mayores o personas muy jóvenes.

Los coronavirus son zoonóticos, lo que significa que pueden transmitirse de animales a humanos. Hasta el siglo XXI, los coronavirus no se consideraban altamente patógenos para la especie humana. Pero esto cambió a partir de 2002-2003, cuando en la provincia china de Guangdong, se presentaron brotes de un Síndrome Respiratorio Agudo Severo (SARS), caracterizado por su gravedad. Antes de esos años solo se habían observado infecciones leves, y estas ocurrieron principalmente en personas inmunosuprimidas. Por lo tanto, fue el SARS el que puso a los coronavirus en el centro de la atención, y puso de relieve la necesidad de que los expertos continuaran aprendiendo más sobre esta familia de virus.

Diez años después del brote de SARS, se identificó otro coronavirus que también fue altamente patógeno y este fue el coronavirus del Síndrome Respiratorio del Medio Oriente (MERS-CoV).

Tanto el SARS como el MERS se estudiaron ampliamente y esto ha llevado a una mejor comprensión del origen, la composición y el comportamiento de los coronavirus. De hecho, sobre la base de las actuales bases de datos de secuenciación genética obtenidas de éstos y varios otros tipos de coronavirus, se ha podido establecer que todos los coronavirus humanos son de origen animal.

ZOONOSIS

La palabra zoonosis proviene de los términos griegos: ζῷον *zoon* "animal" y νόσος *nosos*, cuyo significado es "enfermedad".

Una zoonosis es un tipo de enfermedad infecciosa que pasa de un animal o insecto a un humano. Estas pueden tener como causa a virus, bacterias, hongos o parásitos. Cabe destacar que no siempre infectan necesariamente al animal. A veces, más de un tipo de animal puede estar involucrado en esta transmisión, de manera que uno actúa como intermediario del microbio zoonótico entre otro animal y un ser humano.

Las enfermedades zoonóticas son comunes en todo el mundo. Se estima que alrededor del 60% de las enfermedades infecciosas en humanos tienen su origen en animales, y tres cuartas partes de las enfermedades emergentes y reemergentes tienen igual origen. Las zoonosis pueden ser de dos tipos: directas o indirectas. Aunque la mayoría de las enfermedades infecciosas se originaron en animales no humanos, solo las enfermedades que consistentemente implican la transmisión de no humano a humano pueden clasificarse como zoonosis directas.

En la zoonosis directa, la enfermedad se transmite directamente del animal al ser humano a través del aire, saliva o picaduras.

Las zoonosis directas pueden ocurrir de diversos modos, dada la estrecha interacción entre las personas y algunos animales. Estas incluyen:

- Contacto directo

Al entrar en contacto con fluidos corporales o secreciones, tales como sangre, saliva, moco, heces, y orina. También puede incluir el acariciar y tocar a los animales, o cualquier interacción con ellos, que aumente la probabilidad de que el animal se rasque o muerda.

- Contacto indirecto

Estar en áreas o tocar áreas donde viven o pasan los animales, así como manipular objetos que han sido contaminados con virus, bacterias, hongos o parásitos, por ejemplo: establos de animales, comida para mascotas o bebederos, gallineros, plantas y tierra.

- Transmisión mediante vector

Al ser picado por insectos o arácnidos, como garrapatas, pulgas o mosquitos.

- Transmisión por alimentos

Al comer o beber algo inseguro, como leche no pasteurizada o queso hecho con ese tipo de leche. Otros alimentos que han entrado en contacto con heces y no han sido bien lavados, tales como frutas y verduras crudas.

Carne poco cocida u otros alimentos contaminados, como los huevos que provengan de una fuente infectada, también pueden ser fuente de enfermedad.

- Transmisión por agua

Entrar en contacto o beber agua que ha sido contaminada con las heces de un animal enfermo puede, del mismo modo, ser una fuente de enfermedad infecciosa.

Las enfermedades zoonóticas pueden ser de naturaleza global o pueden estar limitadas a ciertas partes del mundo. Sin embargo, a medida que aumentan las tasas de viajes alrededor del mundo, los mercados se globalizan y los humanos invaden el hábitat natural de los animales, el número y el rango de las enfermedades zoonóticas pueden incrementarse. También hay varios coronavirus conocidos que circulan en animales pero aún no han infectado a seres humanos.

Cuando un nuevo coronavirus cruza a huéspedes humanos y luego puede transmitirse entre estos, surgen problemas debido a su naturaleza novedosa. Como los seres humanos no han estado expuestos a este virus con antelación, no pueden ser protegidos por su inmunidad natural y no existen vacunas. Las mutaciones pueden conducir rápidamente a brotes, epidemias y eventualmente pandemias. Esto fue lo que sucedió en los brotes anteriores de SARS y MERS.

Además de ser un problema de salud pública, las

zoonosis también pueden disminuir la eficiencia en la producción de alimentos de origen animal para consumo humano, y en el comercio internacional de productos de origen animal.

¿Cómo ocurren las zoonosis?

Aunque esto es raro, los virus que generalmente solo afectan a ciertas especies animales pueden experimentar una mutación que crea nuevas cepas que pueden cruzarse a los huéspedes humanos. Algunos ejemplos de esto son el ántrax, la peste, la enfermedad de Lyme, la rabia, el tifus y la fiebre del Nilo Occidental. No todas las mutaciones resultan ser "malas", es decir, capaces de producir una zoonosis y causar la transferencia entre especies. Los virus ARN son menos estables en su multiplicación y por esta razón los "errores" en la clonación del ARN son más probables que con los virus ADN.

Se han observado varios factores clave que parecen facilitar la propagación del virus zoonótico a una variedad de vectores animales taxonómicamente diferentes, pudiendo incluso llegar a infectar a humanos y causar transmisión humano-humano. También se descubrió que los animales salvajes son significativamente más propensos a facilitar esta transferencia en comparación con las especies domesticadas. Sin embargo, se encontró que los animales domésticos juegan un papel central en la transmisión entre especies.

Históricamente, han sido aquellas personas con exposición ocupacional a animales los más afectados por la propagación de virus zoonóticos, como sucede con los cazadores, veterinarios, investigadores, trabajadores de laboratorio, responsables de la gestión de vida silvestre, zoológicos o santuarios. Los huéspedes roedores a menudo están implicados en la transmisión de agentes zoonóticos por contacto indirecto en y alrededor de los hogares humanos.

Pero a medida que los humanos invaden más y más hábitats de animales salvajes, la situación ha comenzado a cambiar. Además, ciertas circunstancias, como los "mercados húmedos" para vida silvestre, crean una situación antinatural en la que animales que normalmente no se mezclarían en la naturaleza están próximos entre sí, enjaulados, y por tanto, sufren estrés antes de ser vendidos o matados en el mismo espacio. Animales que se mantienen en condiciones de hacinamiento y antihigiénicas, obviamente están estresados y ello compromete su sistema inmune, aumentando el riesgo de desarrollar enfermedades. Esto crea una oportunidad favorable para que un virus pueda cruzar especies a través del contacto de animal a animal, por contacto con sangre o heces, por compartir alimentos o a través de vectores como mosquitos o pulgas.

Se cree que el virus tiene un objetivo: propagarse de un huésped a otro para asegurar su supervivencia De este modo logran desarrollar la capacidad de propagarse de humano a humano como característica deseable. Otra característica deseable es la de tener plasticidad de huésped, que no es otra cosa que la capacidad de sobrevivir y de replicarse en huéspedes de distintos órdenes taxonómicos.

La repentina aparición de un nuevo agente puede rápidamente causar una epidemia, sobre todo si el agente es particularmente virulento, como fue el caso del HIV y la epidemia de SIDA.

Algunas enfermedades ya erradicadas, como la viruela, son ejemplos claros de enfermedades no zoonóticas y por ello no tienen un animal como hospedante. En aquellas que sí usan uno, este animal hospedante es generalmente la causa de recurrentes brotes de una enfermedad, y muchas veces hace que sean impredecibles y difíciles de evitar o manejar.

¿ES EL CORONAVIRUS UNA DE LAS MUCHAS EPIDEMIAS POR VENIR?

La virósfera se define como la colección de lugares donde pueden encontrarse virus en el planeta. A pesar de ser inicialmente considerados como agentes infecciosos, es importante recalcar que los virus juegan un rol importante en el mundo, pues muchas de las funciones que suceden dentro y fuera de nosotros dependen de ellos. Los virus son elementos clave para el sistema inmune humano, así como para los ecosistemas terrestres y marinos, participar en la regulación del clima e incluso afectan la evolución de todas las especies.

Cuando el virus que causa COVID-19, que ahora conocemos como SARS-CoV-2, fue identificado por primera vez, pasó a ser el centro de atención y desde entonces ocupa el primer plano de nuestro interés. Sin embargo, desde hace mucho tiempo los científicos conocen, discuten y escriben artículos sobre los millones, o quizás billones, de especies de virus que esperan ser identificados, esperemos que no sea como ocurrió con este último.

De hecho, recientemente los científicos han comenzado a utilizar inteligencia artificial (IA) en su búsqueda de identificar genes virales en muestras de agua, lodo, sangre, suelo, agua de mar y otros materiales. Actualmente se encuentran en una fase en la que se descubre una diversidad de nuevos virus de manera exponencial, pero describir nuevos virus es una tarea costosa y requiere mucho tiempo.

Tomando el SARS-CoV-2 como ejemplo: primero fue aislado y examinado, descubriéndose que tenía la corona de proteínas típica de los coronavirus. Esto fue seguido por la secuenciación genética, realizada por virólogos, para tratar de conocer más sobre sus propiedades. Desde que se encontró que es genéticamente similar al virus que causó el SARS, conocido como SARS-CoV, el nuevo virus se clasificó como coronavirus y se lo denominó SARS-CoV-2.

La lucha para descubrir clases y reinos de virus es ardua, pues tienden a intercambiar genes con otras especies, lo que dificulta la selección de grupos. Su existencia es dinámica, y este intercambio puede incluso hacerlos más difíciles de combatir.

Si bien se le dio prioridad a este virus, hay cientos de miles más en espera de ser nombrados y clasificados, y muchos más esperando por ser identificados. Debe destacarse que una gran cantidad de virus que infectan a los animales, plantas, hongos y protozoos puede que nunca se crucen a la especie humana. Pero aprender sobre varios de estos virus y la forma en que actúan puede ser clave para una mejor comprensión de la virósfera que permita a los expertos encontrar nuevas formas de combatir los virus que se convierten en una amenaza.

¿CÓMO SE PROPAGAN LOS CORONAVIRUS?

La relación reproductiva básica, conocida como R_0, es el número proyectado de contagios secundarios resultantes de un solo individuo durante su período de contagio, suponiendo a la población en la que se encuentra como susceptible a esa enfermedad particular. Este número es un parámetro fundamental para el estudio de la epidemiología y para la comprensión de la dinámica del patógeno dentro de un huésped. El R_0 se usa para comprender y predecir cómo se propagará una infección dentro de una población.

Si el paciente número 1 ha sido infectado con COVID-19 y está haciendo su vida con absoluta normalidad, la estimación es que puede contagiar a otras 2-3 personas, este es el R_0 de COVID-19. Si estos 3 infectados hacen lo mismo, 9 personas podrían contagiarse. Cuando estas 9 personas interactúan normalmente en la sociedad, podrían contagiar a 3 personas cada una, lo que elevaría rápidamente el número de personas infectadas a 27. Este es un aumento exponencial. Sin embargo, si se cumple con el distanciamiento social la propagación sería mucho más lenta. Esto es especialmente importante ya que la aparición de síntomas de la infección por COVID-19 puede llevar hasta 14 días, y en algunos casos los síntomas pueden ser muy leves o inexistentes. Las personas infectadas pueden transmitir el virus durante todo el período de contagio.

La infección se propaga por respirar gotas de saliva en suspensión en el aire, que han llegado allí por la tos o el estornudo del paciente 1, o por el contacto con estas gotas que se han depositado en la superficie de distintos objetos. En este último caso, la persona que tocó la superficie contaminada no está contagiada de inmediato; para estarlo, es necesario que lleve sus manos a la cara, y en particular a las membranas mucosas, sin haberse lavado bien las manos. El contagio también puede ocurrir si tocan en su hogar un objeto que contiene estas gotas, el cual ha sido previamente tocado por otro miembro de la casa. El SARS-CoV-2 puede existir por un tiempo variable en ciertas superficies, dependiendo del material en cuestión.

Usando el mismo ejemplo anterior, si solo una de las primeras 3 personas infectadas practica el distanciamiento social y las normas de higiene adecuadas, ya puede verse una diferencia, pues en el siguiente lote de contagiados se esperaría que los pacientes sumen un total de 6 en lugar de 9, y luego 18 en lugar de 27. A partir de esto, queda claro que, cuantas más personas practiquen el distanciamiento y la correcta higiene de las manos, menos probabilidades hay de que la infección se propague.

La comparación con la influenza no es justa, ya que existe una manera de protegerse de ella mediante una vacuna anual contra la gripe estacional. Por lo tanto, existe la presunción de que no todos los encuentros tienen el potencial de contagio. Además de eso, sabemos más sobre la progresión de la enfermedad gripal y contamos con varias opciones de tratamiento para evitar que la enfermedad evolucione a una forma severa. A pesar de que miles de personas en todo el mundo mueren de gripe cada año, somos capaces de evitar que mueran muchos más. En contraste, en el caso de COVID-19, todavía no hay vacuna, inmunidad colectiva, tratamiento probado o cura. Esto debe hacerse solo en aras de comprender los conceptos que están en juego en esta situación.

Al comparar influenza con COVID-19, vemos que la primera de ellas tiene un R_0 de 1, lo que significa que cada paciente infectado contagiará a otra persona. Si uno de estos pacientes cumple con el distanciamiento social lo suficientemente temprano, la propagación se detendrá en ese paciente y, a medida que los pacientes anteriores mejoran, la cantidad de personas infectadas por ese hilo de infección regresará a cero.

Sin embargo, también se sabe que la influenza tiene un intervalo de serie corto, lo que hace posible que el contagio a otras personas ocurra antes una vez infectado, en comparación con COVID-19. Este es el tiempo entre el inicio de los síntomas en casos primarios y secundarios. Eso significa que, usando los ejemplos anteriores, tomaría más tiempo para que ocurra la segunda ola de contagio, por ejemplo, ante la hipótesis de 3 pacientes que comienzan a mostrar síntomas. Los pacientes sintomáticos son más propensos a propagar la enfermedad a través de las gotas de saliva, ya que estarán estornudando y tosiendo, expulsando gotas en cada episodio.

FORMAS DE PROPAGACIÓN

Existen varios métodos que utilizan los expertos para determinar el valor de R_0, y en el pasado estos métodos se utilizaron para estudios demográficos, así como para determinar la propagación de enfermedades transmitidas por vectores, como la malaria, y para estudiar infecciones que se transmiten directamente entre humanos.

Cuando el R_0 (número reproductivo básico) es menor que 1, el individuo infectado va a propagar la enfermedad, en promedio, a menos de un nuevo individuo. Eso significa que el contagio podría no ocurrir en absoluto, y que el agente se eliminará sin propagarse. Sin embargo, cuando el R_0 es mayor que 1, el patógeno se transmitirá al menos a un individuo y podrá propagarse dentro de una población a un ritmo determinado hasta que se tomen medidas de control para frenar o detener la propagación.

La relación reproductiva básica (R_0) también se utiliza para comprender la posibilidad de una epidemia o pandemia en el caso de enfermedades infecciosas emergentes (a causa de nuevos agentes biológicos). De hecho, se ha utilizado para comprender el riesgo planteado por el brote de SARS, el de encefalitis espongiforme bovina (EEB o enfermedad de Creutzfeldt-Jakob o enfermedad de las "vacas locas"), fiebre aftosa, nuevas cepas de influenza, malaria, ébola, y virus del Nilo Occidental.

El mismo concepto se utiliza en el estudio de bioterrorismo, así como también en el caso de infecciones transmitidas por aire en interiores, y en la transmisión de virus informáticos.

Por supuesto que habrá una cantidad de factores que influencian la transmisibilidad de un patógeno. Por ejemplo, si el comienzo de los síntomas toma varios días y el patógeno es ya contagioso entre el momento en que se contrajo el agente y la aparición de las primeras manifestaciones clínicas, esto aumenta la posibilidad de contagiar a otros antes de que la persona infectada sepa que está enferma. Esto se llama período de incubación. El intervalo de serie también es un factor determinante. Este es el tiempo entre el inicio de los síntomas en los casos primarios y secundarios. Por lo tanto, el número reproductivo básico, el intervalo de serie y el período de incubación juegan un papel importante al momento de describir cómo se propaga la infección dentro de una población, y pueden usarse para analizar si existe el riesgo de que se desarrolle una epidemia o pandemia.

¿CÓMO TE ENFERMA COVID-19?
ACCIONES UNA VEZ EL VIRUS
ESTÁ DENTRO DEL CUERPO

Hay potencialmente dos formas de contraer el virus: por la ruta fecal oral o a través de gotitas de saliva, por vía respiratoria.

Ciertos estudios de casos han encontrado el virus infeccioso vivo o el ARN viral en las heces de pacientes, lo que sugiere que puede haber posibilidad de transmisión fecal-oral. Esto significa que las partículas pueden viajar en las manos o uñas sin lavar de las personas infectadas después de una deposición, por ejemplo. Las partículas virales también pueden estar presentes en las superficies del baño. Esto también podría explicar la aparición de síntomas gastrointestinales –como náuseas y vómitos o diarrea– en algunos pacientes. Los adultos y niños asintomáticos podrían estar propagando el virus de esta manera.

Las gotas de saliva liberadas al aire al toser o estornudar pueden alcanzar hasta 2 metros o 6 pies de distancia. Estas gotas también podrían permanecer en una superficie durante varias horas, dependiendo del material en cuestión. Las partículas con el virus pueden estar en el aire potencialmente durante 3 horas, de modo que alguien que pasa por esa área también podría infectarse.

Una vez que el virus ingresa al sistema respiratorio a través de los pulmones, ataca los alvéolos. Estos son pequeños sacos a través de los cuales el cuerpo realiza el intercambio de oxígeno por dióxido de carbono con la atmósfera. Una vez que el virus se establece dentro de los alvéolos, se une a los neumocitos tipo II. El papel de estos neumocitos tipo II es el de producir la sustancia surfactante que disminuye la tensión superficial y reduce la presión de colapso de los alvéolos. Los neumocitos tipo I, que también se encuentran en los alvéolos, se relacionan con el intercambio de gases.

El pico S en el SARS-CoV-2 se une a receptores específicos llamados enzima convertidora de angiotensina tipo 2 (ACE-2) en las células de neumocitos tipo II. Esto permite que el virus ingrese al interior de las células, donde libera su ARN monocatenario con sentido positivo ((+) ssRNA). Una vez que esto sucede, puede usar los ribosomas de la célula huésped y, mediante un proceso llamado traducción, convertir el ARN trenzado en moléculas de proteínas específicas (poliproteínas). El (+) ssRNA también puede usar otra enzima llamada ARN polimerasa dependiente de ARN, que toma ARN y sintetiza más copias de ARN.

Las poliproteínas son necesarias para fabricar todos los componentes de la estructura viral, y se usan diferentes enzimas llamadas proteinasas para producir estas poliproteínas. Estos componentes - nucleocápsides, proteínas espiga, enzimas - se combinan con el ARN sintetizado para salir de la célula huésped. De esta forma se han fabricado varias estructuras virales dentro de las células de neumocitos tipo II en los pulmones de este paciente.

En el proceso de liberación de las estructuras virales, la célula neumocítica tipo II se destruye, liberando mediadores inflamatorios específicos que atraen y estimulan macrófagos. Éstos son células cuyo propósito es detectar y eliminar aquellas otras células que considera patógenos, por tanto los macrófagos forman parte del sistema inmunitario del cuerpo. El macrófago libera citocinas específicas, como la interleucina-1 (IL-1), interleucina-6 (IL-6), y el factor de necrosis tumoral alfa (TNF-α). Estos mediadores inflamatorios ingresan al torrente sanguíneo a través de la pared alveolar y causan la dilatación del músculo liso justo afuera de los pulmones. Las células endoteliales en el músculo se contraen y esto aumenta la permeabilidad capilar. Estos mediadores inflamatorios causan una serie de eventos que hacen que el plasma se filtre en los espacios intersticiales fuera de los alvéolos. Parte del fluido entra en los alvéolos y causa edema, lo que lleva al colapso alveolar. Esto disminuye el intercambio gaseoso a través de los neumocitos tipo I. En este punto hay hipoxemia (baja concentración de oxígeno en la sangre) y la respiración se vuelve difícil porque la superficie de los pulmones está comprometida. Esto puede causar un mayor esfuerzo para poder respirar, falta de aliento, y puede conducir a neumonía bilateral.

El sistema inmunitario del cuerpo también se activará debido a estos mediadores inflamatorios, y esto atraerá a los neutrófilos, que atacan las células indiscriminadamente con el objetivo de destruir al virus. Esto conduce a la destrucción de más células, incluso las sanas, con la liberación de reactivos de oxígeno y proteasas. Todas estas células, incluido el virus, terminan destruyéndose, y permanecen en los alvéolos como desechos. Esto disminuye aún más la superficie disponible para el intercambio gaseoso. Todos estos desechos celulares y moco, que contienen restos de células y partículas virales, pueden entonces causar tos, con la liberación del virus en el aire y posiblemente causar la infección de un nuevo huésped.

Cuando las IL-1, IL-6 y TNF-α se liberan en altas concentraciones, pueden viajar al hipotálamo en el cerebro. Esta es la parte del cerebro que controla la temperatura. Liberando, entonces, prostaglandinas, que alteran el termostato del cuerpo y causan fiebre. El sistema nervioso simpático también causará un aumento en la frecuencia cardíaca en el paciente infectado. La inflamación en los pulmones puede ser tan severa que puede conducir a dificultad respiratoria aguda y, eventualmente, a septicemia, ya que el resto del cuerpo está involucrado a través de todo el sistema circulatorio. Esto puede conducir a una falla orgánica multisistémica.

8

¿CÓMO PODEMOS PROTEGERNOS DEL VIRUS?

El R_0 es una medida tomada suponiendo circunstancias normales. Para disminuir el grado de capacidad de propagación, R_0, hay una serie de medidas no farmacológicas que se pueden tomar. Si hubiera medidas profilácticas (de medicina preventiva) o una cura para COVID-19 disponible al comienzo de la propagación, éstas serían las medidas a aplicar para disminuir la propagación. Sin embargo, en el caso de una enfermedad infecciosa que se propaga rápidamente, lo único que podemos hacer al principio es utilizar medidas no farmacológicas. La cantidad de casos nuevos de infección dependerá directamente de la eficiencia en la puesta en práctica de tales medidas y el momento en que se realizan.

Al igual que con cualquier otra enfermedad contagiosa, esto es para el cuidado de la comunidad, a fin de evitar la propagación de la enfermedad, de manera que cualquier persona que presente síntomas debe quedarse en casa hasta que mejore. Los eventos masivos, especialmente los que se celebran en espacios cerrados, pero también al aire libre, se consideran lugares de alto riesgo. De hecho, deben evitarse cuando se presume la circulación de un patógeno contagioso en la comunidad.

Se deben fomentar, además, las prácticas de higiene. Esto incluye el lavado frecuente y minucioso de manos con agua y jabón durante 20-30 segundos. El uso de alcohol en gel de entre 60-80% para la higienización de las manos se sugiere en aquellas circunstancias en las que no es posible el lavado de las mismas, especialmente cuando las personas están fuera del hogar o en entornos donde la infección es más probable. Las uñas deben mantenerse cortas y se desaconseja el uso de uñas postizas, ya que estas podrían albergar patógenos infecciosos y no se pueden limpiar tan a fondo.

Al toser o estornudar, se debe usar la curva del codo o un pañuelo para cubrir la boca. El paciente debe alejarse de otras personas si es posible. Cualquier tejido usado debe desecharse de manera segura inmediatamente después de su uso.

Dado que el virus se transmite a través de gotas de saliva en aerosol, es importante evitar tocarse la cara y, por lo tanto, las membranas mucosas a través de las cuales el virus puede ingresar al tracto respiratorio. Es importante tener en cuenta que el virus puede permanecer viable en varias superficies durante una cantidad variable de tiempo. Entonces, por ejemplo, uno puede evitar contaminarse las manos con el virus enciendo/apagando los interruptores con el codo en lugar de con las manos. Esto evita el contacto con las manos, que son más propensas a transmitir el virus a la cara. Los tiradores de las puertas, los botones del elevador, los pasamanos, los mostradores de las tiendas y el efectivo son otros materiales que pueden aumentar la exposición al virus, especialmente si se encuentran en lugares públicos de alto tránsito. Debe, por tanto, prevalecer un alto grado de conciencia de lo que se toca, para reconocer la frecuencia de la necesidad de lavado de manos o la desinfección con alcohol en gel.

La distancia física implica interactuar con los demás a una distancia mayor a la acostumbrada. Por ejemplo, cuando se debe hacer una cola debe mantenerse una separación de entre 1 y 2 metros. En tiendas pequeñas, a los clientes solo se les debe permitir ingresar de uno o dos a la vez y, en algunas circunstancias, no debe permitirse el ingreso en absoluto, haciendo el pedido desde el exterior de la tienda. Distanciamiento social también significa que mantenemos al mínimo las interacciones con personas con las que no vivimos. La población general debe mantener las interacciones al aire libre al mínimo, solo para atender asuntos estrictamente necesarios o actividades (ejercicio, pasear perros) que se consideran esenciales en la rutina diaria.

Con este fin, los gobiernos de la mayoría de los países implementaron y aplicaron regulaciones para cerrar los servicios que se consideraron no esenciales, como por ejemplo puntos de venta minorista o salones de belleza. En el caso de los restaurantes, pueden ofrecer sus productos para ser retirados en el sitio o enviados por repartidor y, en el caso de las tiendas minoristas, pueden vender a través del comercio en línea. De este modo, las prácticas laborales y los métodos de entrega tuvieron que ser cambiados para mantener a todos más seguros, con mayores medidas de higiene tanto dentro como fuera de los locales. Se recomienda el pago mediante medios de pago electrónicos para evitar el uso de efectivo que pudiera estar contaminado, y de este modo contaminar las manos. Las entregas se realizan "evitando el contacto", de manera que los paquetes que incluyen comida se dejan detrás de las puertas, con el repartidor distanciándose mientras se recoge el paquete.

El equipo de protección personal (EPP) fue y ha sido un tema frecuentemente discutido a medida que la situación de la pandemia con COVID-19 iba desarrollándose. El EPP incluye mascarillas que cubren la nariz y boca, guantes, gafas u otros protectores faciales que cubren solo los ojos o la mayor parte de la cara; asimismo se agregan protectores para el cabello y trajes completos de uso frecuente en caso de "materiales peligrosos".

Si bien el uso de EPP está definitivamente indicado en entornos de atención médica, debe destacarse que, sin el conocimiento del uso correcto de los mismos, ciertos EPP pueden suponer riesgos en lugar de protección. Las máscaras y guantes deben colocarse y retirarse correctamente para no tocar los lados contaminados. Las personas que usan guantes deben ser conscientes de que tienen el potencial para albergar el virus y propagarlo a otras superficies que se tocan. Cuando se usa con pacientes, los profesionales de la salud deben cambiar los guantes después de cada paciente. En otras circunstancias, es discutible si se sugiere el uso de guantes, pero puede ser una buena manera de evitar tocarse la cara.

El Centros para el Control y la Prevención de Enfermedades (CDC) inicialmente recomendó el uso de mascarillas o barbijos solo cuando se trabajaba en condiciones consideradas de alto riesgo (por ejemplo, clínicas y hospitales), y para los enfermos. A partir del

4 de abril de 2020, el CDC recomendó que deben usarse en público, especialmente cuando las medidas de distanciamiento social pueden ser difíciles de mantener (por ejemplo, en el caso de tiendas de comestibles). A pesar de la falta de disponibilidad de máscaras consideradas apropiadas para la protección al usuario de la entrada del virus, es importante recalcar que la mayoría de ellas disminuyen la producción de partículas de virus si el usuario es portador del mismo (ya sea que presente síntomas o no). Aunque esta no es la situación ideal, ofrece una medida de protección que es considerada mejor que no usar ninguna cubierta para la cara. En este caso, el uso de guantes también aplica. Según el CDC los revestimientos de tela deben quedar ajustados contra el rostro sin restringir las vías respiratorias; deben asegurarse con lazos o ganchos para las orejas; preferentemente deberían tener múltiples capas de tela. Esta se considera una medida voluntaria de salud pública, una medida que también se hizo cumplir durante la pandemia de 1918.

Las superficies de uso frecuente también deben limpiarse y desinfectarse diariamente, y con mayor frecuencia en hogares con personas que están enfermas o que han resultado positivas para COVID-19 (u otra enfermedad contagiosa). En la medida de lo posible, las personas enfermas deben permanecer en una habitación específica y lejos de otras personas en el hogar. Si no hay un baño separado disponible, éste debe ser limpiado y desinfectado después de ser utilizado por la persona enferma. Deben usarse guantes durante la limpieza y ser descartados después de cada limpieza. Si los guantes utilizados no son desechables, deben utilizarse para este único propósito. Cuando las superficies están sucias, deben limpiarse con jabón normal antes de proceder con la desinfección.

También se ha aconsejado al público en general que practique la higienización de los objetos que han sido traídos al hogar desde el exterior. Los zapatos deben dejarse afuera de la casa, o adentro en áreas designadas para ello; las suelas deben ser desinfectadas para no introducir contaminación en el resto del hogar. Los comestibles deben limpiarse o no tocarse durante unos días, dándole el tiempo necesario para que se reduzca la carga viral que pudieran tener. Se cree que el virus puede permanecer viable por alrededor de 24 horas en papel y cartón, 4 horas en cobre y hasta 72 horas en superficies de acero inoxidable. También puede permanecer en el aire hasta 3 horas, por ejemplo, si alguien ha estornudado en una habitación con poca ventilación.

¿QUIÉN ES MÁS PROPENSO?

Para algunas personas, una infección con COVID-19 puede representar un mayor riesgo de complicaciones. Aquellos que son considerados más vulnerables son las personas mayores (de 65 años en adelante) y las personas de cualquier edad que sufren de una serie de condiciones médicas subyacentes. Pacientes con inmunidad comprometida, como aquellos que son HIV+ o tienen SIDA mal controlado, aquellos que reciben tratamiento contra el cáncer, quienes han tenido un trasplante de médula ósea o de órganos, o que han estado bajo tratamiento con corticosteroides tienen más riesgo de desarrollar complicaciones graves una vez que se infectan. Otros factores de riesgo son la enfermedad cardiovascular, obesidad severa, diabetes, asma moderada a severa y enfermedad renal o hepática crónica.

La muerte por COVID-19 se ha observado principalmente en hombres de más de 70 años con comorbilidades concurrentes como enfermedad respiratoria o enfermedad cardiovascular. Aún se desconoce por qué la enfermedad ha matado a más hombres, pero se cree que puede estar relacionado con el hecho de que tenían más probabilidades de ser fumadores y, por lo tanto, también tenían comorbilidades. La obesidad también se relaciona con un mayor riesgo. Hasta ahora, tanto el fumar como la obesidad se reconocen como factores importantes que contribuyen al alto número de muertes experimentadas en Italia. Sin embargo, al comparar las muertes en Italia con las de China, y tal vez debido a la falta de detalles en los datos de esta última, estos hallazgos no fueron concluyentes.

Otros dos factores que contribuyen a una tasa más alta de muerte en hombres sobre mujeres son una diferencia en la higiene y el hecho de que los hombres tienden a tener una mayor probabilidad de padecer algún tipo de condición preexistente, como es el caso de diabetes y presión arterial alta. Estos factores hacen que quienes contraen más la enfermedad resulten ser vulnerables a complicaciones graves que pueden conducir a la muerte. Esta tendencia se encontró en pacientes en China, Italia, Francia, Alemania, Irán y Corea del Sur. Según el Servicio Nacional de Salud de Italia, a partir del 20 de marzo de 2020, aproximadamente el 70% de las muertes fueron hombres, aunque solo había una ligera mayoría masculina de los infectados. Se estima que alrededor de 7 millones de hombres fuman en Italia, en comparación con 4.5 millones de mujeres. Los fumadores tienen un mayor riesgo de requerir ventilación y cuidados intensivos una vez que contraen COVID-19.

A diferencia de otros virus, el SARS-CoV-2 rara

vez causa infección en bebés y niños; incluso cuando la infección es sintomática, existe un riesgo muy bajo de enfermedad grave.

PREPARACIÓN PANDÉMICA

El término "preparación" describe la manera en que los sistemas de salud, gobiernos, profesionales, las organizaciones de respuesta, las empresas, las comunidades y los individuos pueden responder o reaccionar de manera efectiva a la aparición y ulterior desarrollo de un evento particular. Usualmente usamos el término "preparación" para algo que, a través de la evaluación de riesgos, sabemos que probablemente sucederá o esperamos que suceda inminentemente.

El análisis de evaluación de riesgos es un ejercicio realizado periódicamente para comprender qué eventos peligrosos podrían suceder. Es por eso que cada entidad, desde los gobiernos hasta las empresas privadas, tiene un plan de contingencia para proteger a su gente y asegurar la continuidad, si llegara a ocurrir, tanto como sea posible. Esto puede significar que existe un sistema de soporte que no se utilice por un tiempo, o que tal vez nunca haga falta. Se puede comparar con una caja de primeros auxilios, que contiene materiales suficientes y variados para ayudar a muchas personas a la vez. También es un sistema que debe evaluarse periódicamente para garantizar su permanente actualización y que pueda funcionar teniendo en cuenta cualquier riesgo nuevo que pueda haber surgido desde la última evaluación.

Manteniendo la misma analogía de la caja de primeros auxilios, no es suficiente tener los materiales a mano si las personas no están capacitadas para aplicar RCP, usar una venda o limpiar una herida. Este entrenamiento debe ser repetido con regularidad; los nuevos empleados pueden necesitar capacitación; los materiales de primeros auxilios pueden necesitar ser reemplazados por vencimiento o por reposición del inventario.

Si se mejora la velocidad y la calidad mediante las cuales se puede dar una respuesta y se proporciona una infraestructura adecuada para tal actividad, puede marcarse una gran diferencia en el logro de la meta, ya sea ésta salvar vidas, reducir el sufrimiento o lograr una continuidad comercial más fluida.

La preparación y la continuidad deben ser parte de un negocio o un estándar de operación de procedimientos de gobierno (SOP). Con la evolución del conocimiento científico y de la historia, ciertos eventos también se pueden predecir. Esto es importante en el diseño de la preparación.

Con virus zoonóticos que saltan periódicamente a través de la barrera de especies, y con algunos de ellos haciéndolo como asesinos, especialmente cuando son nuevos, era solo cuestión de tiempo hasta que otra pandemia ocurriera.

La pandemia de gripe Española que ocurrió en 1918 ha sido la peor pandemia de gripe registrada hasta el momento. Desde entonces se han producido varias pandemias de gripe, pero fueron más leves. Estas fueron causadas por el virus de la influenza tipo A, con aves y algunos mamíferos como reservorios. Al estudiar el progreso de las pandemias anteriores, especialmente aquellas ocurridas en la historia más reciente, los expertos pueden determinar qué medidas han tenido mayor éxito para frenar la propagación de la infección y minimizar el número de infectados y de muertes.

Aunque cada virus y la enfermedad resultante son diferentes, la pandemia de 1918 ha sido tomada a menudo como modelo, y su dinámica ha sido estudiada en aras de la preparación. La globalización y el crecimiento poblacional son dos de los muchos factores que pueden aumentar la propagación de una infección de forma rápida, de manera que se pensaba que tan solo sería cuestión de tiempo para que apareciera la próxima gran pandemia que golpearía el planeta.

A pesar de tener este conocimiento, y del hecho de que algunos países han preparado planes para el manejo de contingencias para la siguiente pandemia, al parecer nadie estuvo lo suficientemente preparado para lo que COVID-19 ha provocado. Una de las razones es que cada virus se comporta de manera diferente, y puede ser extremadamente difícil no solamente juzgar qué medidas deben ponerse en marcha, sino también decidir el momento correcto para la aplicación de tales medidas.

Históricamente, la medida no farmacológica más útil para frenar la propagación de la infección ha sido el distanciamiento social. Es decir, evitar la formación de grupos o multitudes de personas. Esto se hace cerrando escuelas, lugares de culto, bares y restaurantes, y otros espacios no esenciales como tiendas, ventas al por menor y servicios. Otra medida es poner en cuarentena a quienes están enfermos y a cualquiera que haya entrado en contacto con ellos. Se recomienda que aquellas personas mayores de 65 años o con compromiso del sistema inmune permanezcan en casa tanto como sea posible, manteniendo contacto únicamente con las personas con las que viven actualmente.

Todas estas medidas tienen como objetivo "aplanar la curva", es decir, asegurarse de que el número de personas enfermas no se eleve repentinamente y abrume al sistema de salud. De hecho, es a lo que se aspira, pues un aumento gradual de los casos a lo largo del tiempo resulta preferible, ya que de este modo todos los pacientes tendrán un mejor acceso a la atención sin causar el colapso del sistema sanitario de atención ante la necesidad de trabajar a plena capacidad o por encima de ella.

Cuando el sistema de salud se lleva a su máxima capacidad, hay varios factores que limitan el nivel de atención. Por ejemplo, durante esta pandemia en particular, algunos de los casos más graves deberán colocarse en ventiladores. Cuando no hay suficientes ventiladores, los médicos deben seleccionar qué pacientes se colocarán en el equipo y quienes no podrán hacerlo, con un gran riesgo para su vida.

Otro factor es que estos pacientes pueden necesitar ser ubicados en edificios que no fueron diseñados para ser hospitales, como los hospitales temporales erigidos por un tiempo en China, cuando el coronavirus los golpeó con mayor fuerza.

Los hospitales temporales necesitan personal y los sistemas de salud pueden requerir ayuda adicional de parte de profesionales de la salud jubilados o estudiantes de las carreras de la salud. Mantener a los pacientes en cuarentena para no infectar a otros sería un problema en este caso. Y finalmente, un punto muy importante a tener en cuenta es que esto significa que enfermeras, médicos, farmacéuticos, técnicos de laboratorio, personal de limpieza y el resto del personal del hospital estaría sobrecargado de trabajo, con alto riesgo de contraer la infección, o de contagiarse y llevarla a su hogar. De hecho, algunos de ellos han optado por vivir lejos de su familia mientras atienden a los enfermos durante esta pandemia. También estarían sufriendo de altos niveles de ansiedad y estrés debido a estas preocupaciones y al agotamiento.

Los hogares de cuidado, las prisiones, los conventos y otros lugares donde varias personas viven juntas también son espacios que podrían sufrir de una manera particular durante una pandemia. A menudo enfermeras, cuidadores, el personal administrativo, de limpieza y de seguridad pueden necesitar aislamiento dentro de estas instalaciones para evitar el riesgo que supone la existencia de personas que entran y salen de los edificios. Esto es especialmente importante en hogares de cuidado, donde los ancianos ya están en una posición vulnerable y pueden sufrir de comorbilidades que los pondrían en mayor peligro.

"Aplanar la curva"

Una de las frases que hemos escuchado mencionar a menudo durante esta pandemia es "aplanar la curva", y las acciones y precauciones no farmacológicas sugeridas apuntan a lograr esto. El término explica lo que se considera la mejor estrategia disponible, en este momento, para detener la propagación de la COVID-

19. La curva en la pregunta representa la cantidad de casos (personas infectadas) en un día determinado, versus el paso del tiempo (en términos de días). Idealmente, el número total de casos se reduciría, pero aquí el enfoque es multifactorial y tiene como objetivo presentar los casos durante un período de tiempo más largo. En la representación se dibuja una línea en el medio donde se supone que es el momento cuando se alcanza el punto máximo en la atención médica. Se dibuja una curva con un escenario ficticio en mente: el de no tomar ninguna medida de protección contra la COVID-19. Y otra curva muestra cómo sería la propagación cuando se toman oportunamente las medidas de protección adecuadas.

En la propagación ideal prevista (la curva donde se toman las medidas de protección) el tiempo pasa y, por lo tanto, permite que el sistema de salud se encuentre en capacidad de atender a los enfermos, permite que éstos se recuperen, y puedan limpiarse las camas y cualquier aparato médico necesario para la atención de los nuevos casos. Esta interrupción de la propagación natural del brote es esencial para que los hospitales y los profesionales de la salud sean capaces de ofrecer una mejor atención a sus pacientes.

Tenga en cuenta que un porcentaje (aún desconocido) de casos requerirá atención hospitalaria, y todos los casos idealmente deberían estar aislados de otras personas. Se hace hincapié en permitir que el sistema de salud tenga suficiente tiempo para hacer frente al número de casos en lugar de abrumarlo con un fuerte aumento de pacientes infectados. Un aumento exponencial en el número de casos como el observado en Italia en las primeras semanas de infecciones es exactamente lo que temen los expertos. No tener suficientes camas y espacio en instalaciones hospitalarias, la necesidad de construir hospitales improvisados y otros tratamientos para pacientes, y no alcanzar la demanda rápidamente puede poner de rodillas al sistema de salud.

Los profesionales aconsejan que la propagación se puede reducir mediante la práctica del distanciamiento social. Esto significa que las personas eviten los espacios públicos, limiten sus movimientos fuera del hogar y mantengan espacio entre ellos y otras personas. En muchos países, se pidió rápidamente a la gente que se quedase en casa a menos que necesitaran salir por algo esencial. Se alentó a las empresas a que dejen que los empleados trabajen desde casa, si esto fuera posible. Otros limitaron su trabajo a ciertas horas y adoptaron nuevas medidas para garantizar que sus empleados y clientes pudieran mantenerse a salvo. Algunas empresas que ofrecen servicios uno a uno, donde el distanciamiento social es imposible, como en el caso de los peluqueros o de los salones de belleza, tuvieron que cerrar sus puertas, ya sea voluntariamente o siguiendo órdenes del gobierno de su país. Los restaurantes y bares enfrentaron el mismo destino, ya que son lugares donde se fomenta la reunión en grupos. Los restaurantes pequeños y grandes tuvieron que cambiar su modelo de negocio para introducir comida para llevar o entrega de comida, desde aquellos de comida rápida hasta los grandes establecimientos laureados con estrellas Michelin. Servicios considerados no esenciales, como puntos de venta al por menor y centros comerciales debieron igualmente cerrar. Grandes eventos locales e internacionales como conciertos y conferencias fueron pospuestos, cancelados o llevados a plataformas en línea.

El momento adoptado por los diferentes países dependía de las decisiones tomadas por sus expertos, así como las de sus líderes y políticos, y estas no siempre estaban alineadas. Aparte de eso, las medidas aplicadas dependían a veces de la cooperación del público, y esto varía según la cultura del país y el tipo de prácticas sociales a la que se encuentran acostumbrados. La rigurosidad de las medidas también fue marcada por la diferencia en el "estímulo" entre aquellas donde no era "de estricto cumplimiento", y aquellas donde el "cumplimiento" tenía un grado variable de consecuencia.

Aplanar la curva para dispersar los casos también da a los científicos e investigadores más tiempo para aprender sobre el virus y su comportamiento. Comprar algunas semanas durante las cuales los casos vayan disminuyendo puede significar limitar las muertes en cierto grado hasta el momento de encontrar una posible cura o confirmar que una vacuna es efectiva y segura de usar. Las pruebas de diagnóstico también pueden mejorar con el tiempo, gracias al conocimiento adquirido. Dispositivos necesarios en la atención de pacientes críticos, como por ejemplo los ventiladores, deben incrementarse en cantidad en los países más afectados. Otros elementos de uso durante la pandemia, como geles desinfectantes y máscaras, también deben ser adquiridos. Todo esto lleva tiempo, y aunque la medida de distanciamiento social puede ser difícil para algunos, es una medida que puede resultar exitosa si se hace bien.

Problemas sociales del autoaislamiento
La forma en que las personas viven tiene una gran

influencia en el distanciamiento social. Los problemas sociales tienden a intensificarse en momentos de emergencia global; sin embargo, apenas tenemos tiempo para pensar en ello.

Si su trabajo es tal que **puede** realizarlo **desde casa**, existen otras complicaciones a su alrededor a tener en cuenta. ¿Su pareja también estará trabajando desde casa? ¿Tiene dos computadoras o computadoras portátiles? Si tiene hijos y las escuelas están cerradas, de pronto puede estar en una posición donde necesita cuidarlos, tal vez ofrecerles educación en el hogar o renunciar a algunos momentos de su tiempo en la computadora para que puedan ver sus lecciones. ¿Necesitará uno de los padres renunciar a su trabajo o reducir su horario laboral? ¿Será posible hacer malabarismos con todas estas obligaciones? ¿Y cuáles son las implicaciones para la salud, en caso de hacerlo? ¿Qué les sucede a los padres solteros con niños?

Los migrantes, que pueden vivir ya en condiciones miserables y hacinados, son un grupo de riesgo particular. Es posible que no tengan acceso a la información y que puedan recibir mensajes incorrectos sobre qué hacer durante este tiempo. Los simples mensajes de lavarse las manos a menudo, no tocarse la cara, aislarse a sí mismo especialmente cuando está enfermo, detener las actividades no esenciales, y mantener la debida distancia de otras personas que no viven con usted puede no llegar a ellos. Así como también la falsa percepción que sobre ellos se cierne.

Aquellos que acaban de comenzar a establecerse en la sociedad pueden ser reacios a seguir estos pasos, que pueden parecerles contradictorios en la narrativa de su vida. Los que tienen un trabajo y han trabajado duro para conseguirlo, una vez más se verán envueltos en una situación en la que no pueden cubrir sus necesidades personales ni familiares. La dinámica con los voluntarios puede verse alterada, ya que esta es una espada de doble filo. ¿Se corre el riesgo de llevar la infección a una comunidad que vive hacinada en barracas? ¿La información está disponible para que se adopte un nuevo comportamiento?

En el Reino Unido, un gran número de ONG, organizaciones en general y organizaciones benéficas se han unido en un esfuerzo para apoyar a los migrantes en condición de vulnerabilidad durante la pandemia de COVID-19, pidiendo a las autoridades locales que tomen "acciones urgentes" para protegerlos. La agencia de migración de la ONU también ha destacado la importancia de tratar a los migrantes con respeto y dignidad, señalando que muchos de ellos han estado trabajando en industrias que ahora están cerradas debido a la situación actual. Están exigiendo el acceso igualitario a la salud pública, puntualizando además el peligro de ignorar a esta gran parte de la sociedad. La agencia de migración de la ONU ha expresado el temor de que COVID-19 se asocie con los extraños, algo que proviene de los viajeros, y que esto pueda causar una mayor discriminación. Por ello, han tomado y tomarán medidas especiales para proteger a los migrantes durante este tiempo.

A fines de marzo de 2020 Portugal declaró que tratarán a los migrantes como residentes permanentes durante la pandemia, lo que significará su acceso al servicio de salud del país y al sistema de asistencia social. Los migrantes podrán abrir cuentas bancarias y tendrán las mismas condiciones para fijar contratos de trabajo y alquiler como lo hacen los locales.

#QuédateEnCasa puede ser una de las palabras de

moda durante la pandemia, pero ¿qué pasará, como resultarán afectadas las **personas sin hogar** por la pandemia? ¿Se empujará a más personas a las calles a medida que se pierden empleos, y las familias no puedan pagar el alquiler? ¿Cuánto tiempo pasará para que aquellos que viven de sueldo en sueldo se encuentren en esa misma situación? Para aquellos que ya no tienen hogar, pensar en esto no tiene sentido. Ya están ahí.

Con la orden de cerrar más y más puntos de venta al por menor se insta a las personas a que hagan solo viajes esenciales, así hay mucho menos tráfico peatonal en las calles. Esto significa menos oportunidades para la caridad en ellas. Sin espacios públicos climatizados y la disponibilidad de baños, ¿cómo van a hacer las personas sin hogar? Ya no hay suficientes refugios para ellos, y aunque los grupos voluntarios tratan de cuidar a la población sin hogar, las cosas pueden estar a punto de empeorar. Las personas sin protección a menudo viven en condiciones antihigiénicas, con falta de acceso al agua, haciendo que el lavado frecuente de manos sea imposible. A menudo sufren de enfermedades respiratorias y otras comorbilidades. Cuando viven en comunidades, a menudo están muy cerca unos de otros, y pueden incluso agruparse para mantenerse calientes. ¿Qué sucede si se enferman o son portadores del virus?

En un esfuerzo por comenzar a abordar estos problemas preocupantes, varios estados de los EE.UU., están pidiendo una moratoria temporal en materia de desalojos de hogares y negocios para minimizar el número de personas que se han quedado sin hogar. Los propietarios en estos estados tienen la obligación de cumplir con esto o pagar honorarios. En algunos países, los propietarios han tomado esta decisión por su cuenta, y han bajado temporalmente o eliminado completamente el alquiler adeudado. Lo han hecho así para salvaguardar a aquellos que alquilan sus propiedades y que pueden estar pasando por un momento difícil debido a despidos, cierres temporales o cuarentena forzada por exposición a COVID-19 o enfermedad.

EPIDEMIAS ANTERIORES

La gripe Española de 1918 fue causada por un virus de influenza H1N1 hace más de 100 años. Se estima que 50 millones de personas en todo el mundo murieron durante esa pandemia, y esta tasa de mortalidad no se había observado nunca antes, ni se ha observado desde entonces. La curiosidad con este virus es que tuvo una alta tasa de mortalidad entre los adultos jóvenes sanos.

Este virus mortal podría contener pistas útiles para los investigadores mientras intentan descubrir por qué fue tan mortal, y de dónde vino. Desentrañar este evento en la historia podría ser la clave para comprender muchas propiedades de la infección viral que ayuden en la lucha contra la pandemia presente y las futuras.

¿Cómo se compara la gripe Española con COVID-19? Ambas infecciones afectan el sistema respiratorio y pueden conducir a neumonía. En COVID-19, uno de los síntomas más comunes es la dificultad para respirar, a menudo acompañada de fiebre y tos, generalmente seca. Sin embargo los dos virus pertenecen a diferentes familias y no se remontan a los mismos orígenes o huéspedes. A medida que el nuevo coronavirus se abre paso en todo el mundo, los expertos han recurrido a los virus más mortales en la historia moderna para examinar las mejores opciones al momento de hacer frente a una pandemia global.

A pesar de la diferencia entre lo que se sabía entonces y lo que sabemos ahora, los esfuerzos realizados para detener la propagación pueden ofrecer lecciones para la actual. Cabe destacar que se puede observar una gran diferencia entre ciudades de EE.UU., en términos de medidas no farmacológicas tomadas, el momento en que fueron tomadas, en qué medida lo hicieron, y la cantidad de muertes que sufrieron.

En Filadelfia, la tasa de mortalidad fue alta porque después de que las muertes comenzaron esperaron ocho días para prohibir las reuniones sociales y cerrar las escuelas cercanas. Experimentaron así la tasa de mortalidad máxima más alta de las ciudades estudiadas. La ciudad también organizó un desfile al que asistieron 200.000 personas durante 10 días después de esta primera muerte. Por otro lado, St. Louis tenía fuertes medidas de distanciamiento social. La ciudad retrasó el pico de muertes y también tuvo una baja tasa de mortalidad total. Sin embargo cuando las regulaciones se suavizaron temporalmente, hubo un fuerte aumento en el número de muertes.

Otra marcada diferencia entre la gripe Española y COVID-19 es el grupo de edad considerado más vulnerable a la infección. En la pandemia de gripe Española hubo una mortalidad inusualmente alta en adultos jóvenes; por lo tanto, estaba afectando a personas que generalmente estaban sanas. Por otra parte, COVID-19 es más peligroso para las personas con sistema inmune débil, como las personas mayores y aquellos con comorbilidades tales como problemas cardíacos, diabetes, enfermedades respiratorias y otros. Aunque esta ha sido la norma general, algunos adultos que se consideran generalmente sanos sufren mucho e incluso mueren de COVID-19. Adultos más jóvenes, adolescentes y niños pueden presentar síntomas más leves y, a veces, ningún síntoma, incluso cuando han resultado positivos en la prueba.

Podemos tener una idea de la trayectoria general de COVID-19 en comparación con la gripe Española porque tenemos una pista de su tasa reproductiva. Aunque es temprano para saber exactamente qué tan rápido se está extendiendo la infección por COVID-19, y dado que algunas personas permanecen asintomáticas, sabemos que es más fácil de transmitir que la gripe estacional, poniendo la tasa de reproducción entre 2-2.5. Se ha estimado que la gripe Española tuvo una tasa reproductiva de alrededor de 1,8. Ahora bien, se calcula que entre el 20 y el 60% de la población eventualmente se infectará con el nuevo coronavirus.

Es el sigilo por el cual se transmite COVID-19, a menudo bajo el radar, con síntomas leves o sin ellos, lo que lo hace aún más peligroso e impone la necesidad del distanciamiento social. Si el método para la detección de infectados en un país en particular no busca de manera proactiva los casos, limitándose solo a aquellos con síntomas y rastreando sus contactos inmediatos, no hay forma de saber realmente hasta qué punto se ha propagado la infección y quién representa un peligro para los demás por ser un portador asintomático.

La propagación de COVID-19 ha sido muy rápida debido a la globalización. La primera propagación de

Wuhan, China, hacia Europa y América fue a través del transporte aéreo, un medio fácilmente accesible para muchos hoy en día. Esto podría suceder muy rápido, como efectivamente lo ha hecho, en oposición a lo que ocurrió en 1918, cuando se viajaba por ferrocarril y por mar. Los historiadores creen que la propagación de la gripe Española estuvo vinculada a las tropas enviadas a luchar en la I Guerra Mundial.

Se cree que la gripe Española tuvo una tasa de mortalidad entre 10 y 20 por ciento. Hasta el momento, la tasa de mortalidad por COVID-19 parece mucho más baja, pero ha variado significativamente entre países. Al parecer, a causa de una serie de factores, como por ejemplo si el país tiene una población más anciana, cuántos se realizan pruebas y qué tipo de prácticas de distanciamiento social se han aplicado de forma voluntaria o forzada. A finales de marzo, la tasa de mortalidad general era de alrededor del 4,8% al tomar el total mundial de casos confirmados y un recuento oficial del total de pacientes fallecidos.

A fines de ese mismo mes todavía se estaba viviendo lo que probablemente se considerará la "primera ola" de la pandemia de coronavirus. La gripe Española duró 2 años en total, pero el peor período fue a fines del año 1918, cuando se produjo la mayoría de las muertes. La población mundial es mucho más grande ahora que en 1918; en ese momento 500 millones de personas contrajeron la enfermedad, esto era un tercio de la población mundial. Se estimó que el número de muertes en ese momento fue cerca de los 50 millones. En la segunda ola de la pandemia de gripe Española, se produjo un aumento en los casos por una mutación del virus y nuevamente se pensó que esto había sido causado por el flujo de tropas de guerra.

Como la pandemia de 1918 ocurrió durante la guerra, los esfuerzos y las finanzas se desviaron en su mayoría hacia los esfuerzos bélicos, y el sistema de salud público no era una prioridad. Además de eso, solo la clase media y los ricos podían permitirse el acceso a la atención médica. Los que vivieron en las peores condiciones, especialmente en áreas que carecían de una buena higiene, sufrieron y murieron en grandes números. Aunque los sistemas de salud en los países en desarrollo pueden ser débiles, existe una disponibilidad de profesionales de la salud y hospitales para cuidar a los pacientes. En la mayoría de los países incluso los ciudadanos empobrecidos podrán recibir alguna atención médica.

Con las innovaciones médicas desarrolladas en los últimos 100 años, científicos y expertos en salud en todo el mundo están armados con recursos y conocimientos para poder probar nuevas opciones de profilaxis, protocolos, curas y una vacuna en la lucha contra el nuevo coronavirus. Examinando el comportamiento de pandemias y epidemias anteriores, así como el estudio de patrones de lo que funcionó para frenar la propagación y lo que no, ha resultado crucial para aprender el mejor camino a seguir para contener esta nueva amenaza.

SARS

El brote del Síndrome Respiratorio Agudo Severo (SARS) causado por lo que luego se llamó el SARS-CoV (SARS Coronavirus) comenzó en 2002 a través de un coronavirus muy similar en estructura al SARS-CoV-2. Esta fue la primera introducción de un coronavirus que causó síntomas graves en la población humana en el siglo XXI. Antes de eso, los coronavirus conocidos patógenos para los humanos causaban síntomas respiratorios leves y no causaban alarma. Así, la necesidad de investigar más a fondo este tipo de virus no era una prioridad, hasta que apareció el SARS-CoV.

El SARS fue causado por un coronavirus animal previamente desconocido (por lo tanto, "nuevo" o "novel") que mutó y se hizo contagioso e infeccioso para los humanos. Se cree que este virus surgió en el entorno proporcionado por los "mercados húmedos" en el sur de China y contagió a los humanos. El virus de algún modo se adaptó o mutó de tal manera que la transmisión de humano a humano se hizo posible. Los primeros pacientes estaban relacionados con el mercado húmedo en la provincia de Guangdong. En ciertas regiones, como la provincia antes citada, la presencia de animales "exóticos" ha aumentado conforme se incrementa la demanda de este tipo de productos. Por lo tanto, dichos mercados han aumentado en número y tamaño para poder atender el incremento del comercio de restaurantes y la demanda de tales especies animales vivas "silvestres".

Cuando se tomaron muestras de sangre de trabajadores sanos que habían estado en contacto con animales en estas zonas de los mercados húmedos, se encontraron anticuerpos que coincidían con los del virus SARS-CoV, a pesar de que estas personas no habían tenido una enfermedad similar al SARS. Esto puede indicar que la transmisión anterior fue débil y puede haber causado síntomas leves o ninguno en absoluto. También indicó que en una etapa anterior la transmisión de persona a persona no fue efectiva. Finalmente, el virus se adaptó y causó una enfermedad de humano a humano y esto desencadenó la cascada de eventos que llevaron a la pandemia de aquel entonces.

También se recolectaron muestras de animales aparentemente sanos, incluidas civetas de las palmeras enmascaradas, encontradas usualmente en los mercados de animales vivos en Guangdong; en ellas se aisló también un virus similar al SARS-CoV que coincidió con los nucleótidos homólogos del SARS-CoV humano en un 99%. Se cree que los murciélagos pueden ser los reservorios naturales para los coronavirus similares al SARS. Idea sustentada en varios estudios realizados, en los que se demostró la presencia de virus similares al SARS-CoV que coinciden con los nucleótidos homólogos del SARS-CoV humano; se determinó que guardan 88-92% de similitud con los detectados en una especie de murciélagos de herradura chinos. Este tipo de murciélago existe en la naturaleza en Hong Kong y el sur de China.

Un examen de las civetas de las palmeras criadas en una granja utilizada para abastecer el mercado húmedo demostraron ausencia de estos anticuerpos contra virus similares al SARS-CoV, lo que implica que estos animales no eran el reservorio natural del virus sino que lo contrajeron en el mercado (probablemente a través de murciélagos de herradura) y de este modo se perpetuaron en el referido lugar.

Los grupos de infectados comenzaron a aparecer en familias y en trabajadores de la salud que habían tratado a pacientes con esta "neumonía atípica infecciosa". En ese momento los viajeros y hospitales aumentaron la propagación que la llevó a convertirse en un brote de proporciones globales.

Un ejemplo de ello es el médico de la provincia de

Guangdong, en China, que se hospedó en el hotel "M", en Hong Kong, el 21 de febrero de 2003. Durante ese día transmitió la infección a otras 16 personas quienes a su vez pasaron la infección a otros en Hong Kong, Singapur, Vietnam, y Toronto. Así se desarrollaron brotes en cada uno de estos lugares y en cuestión de semanas la infección por SARS afectó a más de 8000 personas en 25 países de los 5 continentes.

El SARS-CoV es un virus que se transmite en el aire, de manera similar a los resfriados y la gripe, es decir, a través de pequeñas gotas de saliva que se encuentran suspendidas cuando una persona infectada tose o estornuda. También se puede transmitir indirectamente a través de superficies contaminadas como sucede cuando una persona infectada toca manijas de puertas, pasamanos de escaleras, y los botones de los ascensores. Una persona sana puede tocarlos dentro de un corto espacio de tiempo y luego tocar su cara, en particular las membranas mucosas como la nariz, boca y ojos. El virus puede ingresar al cuerpo a través de estas membranas mucosas y puede causar una infección en las vías respiratorias.

Los síntomas de la enfermedad de SARS son similares a los de la gripe, y tienden a comenzar entre 2 y 7 días después de la infección. A veces, el período de incubación después de entrar en contacto con el virus puede ser de hasta 10 días. Estos síntomas incluyen fiebre, escalofríos, dolor muscular, cansancio extremo, dolores de cabeza, pérdida de apetito y diarrea. Después de estos síntomas, la infección comienza a afectar el sistema respiratorio inferior, causando una tos seca, bajo nivel de oxígeno en la sangre y dificultades respiratorias. Estos síntomas tienen el potencial de ser fatales en casos severos.

La pandemia se controló en julio de 2003 cuando los pacientes con sospecha de SARS se mantuvieron aislados, y todos los pasajeros que viajaban por aire desde y dentro de las áreas afectadas fueron examinados.

En 2004 se produjo un segundo brote, que se identificó cuando alguien entró directamente en contacto con una muestra de virus SARS en un laboratorio médico en China. Por lo tanto, en este caso no hubo contacto animal a humano o contagio humano a humano. Desde entonces, no se han reportado nuevos casos de SARS hasta la fecha.

Durante el período de infección, el SARS tuvo una tasa de mortalidad del 10%. Hubo un total de 774 muertes, y se reportaron 8098 casos de enfermedad a causa del SARS.

La respuesta global de aislar a todos los pacientes infectados lo antes posible después de los síntomas demostró ser una medida exitosa, pues permitió disminuir y finalmente eliminar la transmisión adicional. Varios años han pasado sin la reaparición del SARS en humanos, aunque existe la posibilidad de la reintroducción del virus a partir de animales a humanos, a través de un reservorio animal natural o por accidente en un laboratorio de investigación. Esto pone de manifiesto la necesidad de estar extremadamente atentos cuando aparecen síntomas atípicos o graves de enfermedades de las vías respiratorias. Deben existir prácticas estrictas para reaccionar de manera oportuna ante tales situaciones, antes de que se produzca la transmisión hospitalaria o la transmisión en unidades familiares.

· · ·

MERS

El coronavirus responsable de causar el Síndrome Respiratorio del Medio Oriente (MERS-CoV) apareció por primera vez en 2012 como un nuevo patógeno viral que afecta a los humanos. Todos los casos de MERS estaban vinculados directa o indirectamente a la región este del Medio Oriente, pero en las fases posteriores se reportaron casos en otros países de Europa.

Se informó que el período de incubación promedio de este virus fue de 5,2 días, un poco más que el del SARS-CoV. La letalidad fue mayor con MERS-CoV, llegando a alrededor del 30%. Se ha informado también que MERS causa una mayor interrupción en la respuesta inmune del cuerpo. La tasa de mortalidad puede ser engañosa ya que es difícil saber cuántas personas se infectaron sin mostrar síntomas o que mostraron solo síntomas muy leves y pudieron haberse confundido con otra infección sin ser probado.

Esto marcó la segunda aparición de un coronavirus altamente infeccioso en la población humana durante el siglo XXI. Se cree que MERS-CoV se introdujo en la población humana a través de dromedarios, tras la transmisión entre especies de murciélagos, el animal reservorio de este coronavirus. Aunque los murciélagos son el animal reservorio, es poco probable que la mayoría de los pacientes que se enfermaron tuvieran contacto con murciélagos infectados, ya que este tipo de interacción es poco común. La transmisión zoonótica entre los dromedarios y los humanos se describe como continua, lo que significa que el contacto sin protección con dromedarios aún representa un riesgo.

El primer caso se informó en junio de 2012 en

Jeddah, Arabia Saudita. Esto fue una década después del brote con SARS-CoV en 2002. MERS exhibió una propagación ineficiente entre humanos, lo que sugiere que la transmisión zoonótica fue responsable de esta infección. La secuenciación genética ha revelado la presencia de ARN de CoV en las muestras fecales de murciélagos en África, Asia y Europa, algunos de los cuales se parecen mucho a MERS-CoV. También se ha encontrado evidencia en dromedarios, que tenían altos niveles de anticuerpos, virus infecciosos y ARN viral, lo que sugiere una pasada infección con MERS-CoV o un virus estrechamente relacionado. También se descubrió que la leche de camello no pasteurizada podría contener el virus y, por lo tanto, ser otra fuente de infección. De allí las precauciones contra el consumo de leche sin pasteurizar, así como la orden emitida por la OMS, Arabia Saudita y Qatar de evitar al máximo una estrecha asociación con los dromedarios

El MERS-CoV produce neumonía aguda, que es altamente mortal, y disfunción renal a causa de daño por privación de oxígeno o infección directa del riñón. Los síntomas observados incluyen fiebre, tos, dificultad para respirar, dolor de garganta, dolor en el pecho, mialgia y problemas gastrointestinales como dolor abdominal, vómitos o diarrea. Durante la infección temprana el virus solo puede ser detectado en el tracto respiratorio superior, mientras que en las etapas posteriores se puede detectar en el tracto respiratorio inferior. El hecho de que en algunos casos se haya detectado en la sangre y la orina de pacientes indica que posiblemente también haya infección sistémica.

Los pacientes vulnerables e inmunocomprometidos tienen un mayor riesgo de desarrollar el síndrome, e incluso de presentar complicaciones después de la infección con MERS-CoV. Los que corrían mayor riesgo eran aquellos que sufrían obesidad, diabetes mellitus, asma, fibrosis quística, enfermedad renal terminal, enfermedad cardíaca, hipertensión, y otras condiciones inmunosupresoras. En casos de infección por MERS la infección secundaria con otro agente también se informó con frecuencia.

A diferencia del SARS, que se eliminó por completo de la población humana en 2 años, los casos de MERS continuaron apareciendo hasta 2020. Hasta el día de hoy el 80% de los casos continúan siendo reportados por Arabia Saudita, con personas infectadas por otras personas infectadas o por contacto sin protección con dromedarios. Los viajeros que se infectan generalmente han estado en el Medio Oriente. La transmisión del virus ha ocurrido en centros de salud en varios países. Esto incluye transmisión entre pacientes, y de pacientes a proveedores de atención médica. A veces es difícil reconocer los síntomas de MERS, especialmente si son inespecíficos o leves. Por esta razón, los proveedores de atención médica deben ser conscientes y estar capacitados adecuadamente en la prevención y el control de la infección. Dichas medidas deben estar permanentemente disponibles para evitar la posible propagación de MERS dentro de estas instalaciones, especialmente en las áreas más propensas.

El protocolo de seguridad debe estar disponible en todo momento, de manera tal que quien visite una granja o cualquier lugar donde haya dromedarios, sepa que deben practicar medidas de higiene tales como lavarse las manos antes y después de tocar a los animales. Se debe evitar el contacto con animales enfermos.

Los productos del animal, incluida la carne de camello y la leche de camello, se consideran seguros si están adecuadamente procesados –la carne debe cocinarse bien y la leche deben ser pasteurizada. Todos los productos animales deben ser manejados con cuidado para evitar la contaminación cruzada con productos crudos.

Lecciones aprendidas de las amenazas de SARS y MERS

Después de las amenazas de SARS y MERS, los expertos destacaron la necesidad de una mejor comprensión de la infección y de un sistema de medidas de control en caso de nuevas amenazas. El potencial para que aparezca un nuevo coronavirus en humanos a través de zoonosis siempre está presente, ya que estos virus continúan extendiéndose desde el reino animal. Esto es más probable en lugares donde la interacción con los animales y sus hábitats es más pronunciada, donde los humanos invaden áreas que anteriormente estaban habitadas por animales y donde los animales se mantienen en lugares y circunstancias no naturales, como son las jaulas y los mercados húmedos.

Los investigadores también destacaron la importancia de aislar las proteínas virales que están más involucradas en la infección para desarrollar modelos sobre los cuales estudiar mejor la patogénesis.

DURANTE AÑOS, LAS ADVERTENCIAS DE LOS EXPERTOS NO FUERON ESCUCHADAS

En septiembre de 2019, solo unos meses antes de que los primeros casos de COVID-19 fueran oficializados por China, el Consejo Mundial de Monitoreo de Preparación (GPMB, por sus siglas en inglés) publicó un informe titulado "Un Mundo en Riesgo". Fue un informe anual sobre la preparación global para emergencias de salud. El GPMB es un organismo independiente que alienta y apoya la acción política en la preparación y mitigación del impacto de emergencias sanitarias mundiales. Este grupo fue reunido por el Grupo del Banco Mundial y la Organización Mundial de la Salud (OMS), y se basó en el trabajo del Grupo de trabajo y panel de crisis de salud global, iniciado después de la epidemia de ébola 2014-2016.

Los objetivos del consejo eran comprender la capacidad mundial de protección durante las emergencias sanitarias, identificar brechas en esta preparación para mitigar tales crisis desde varios ángulos, e instar a los responsables de la toma de decisiones y a los líderes a establecer medidas para la preparación. Todo ello centrándose, en particular, en los riesgos de naturaleza biológica que darían lugar a epidemias y pandemias. Como resultado de esto, estarían presionando por acciones particulares para lograr un cambio, teniendo en cuenta las inconsistencias reveladas por brotes recientes.

El GPMB consideró el problema particular de un patógeno respiratorio virulento, de rápido movimiento, que podría introducirse en la sociedad por medios naturales o artificiales, con la preocupación de que el mundo no estuviera preparado para tal evento. Las Naciones Unidas y la OMS describen la preparación como "la capacidad (conocimiento, capacidades y sistemas organizacionales) de gobiernos, profesionales, organizaciones de respuesta, comunidades e individuos para anticipar, detectar, responder efectivamente y recuperarse del impacto de emergencias sanitarias probables, inminentes o actuales, así como también de peligros, eventos o condiciones adversas. Significa establecer mecanismos que permitan a las autoridades nacionales, organizaciones multilaterales y organizaciones de socorro estar al tanto de los riesgos y desplegar rápidamente personal y recursos una vez que ocurre una crisis".

El GPMB hizo un llamado a 7 acciones urgentes para preparar al mundo para la atención de emergencias en salud:

1. Los jefes de gobierno deben comprometerse con el Reglamento Sanitario Internacional (RSI) establecido en 2005. Deben invertir en gastos para la preparación. Asimismo es necesario el continuo compromiso de la comunidad para detectar brotes de forma temprana, controlar la propagación, garantizando la confianza y cohesión social promoviendo

respuestas eficaces. Cada líder nacional debe reconocer su obligación, no solo con su país, sino también con el mundo. El acuerdo del RSI obliga a los gobiernos a fomentar la preparación en su país en términos de capacidad para detectar, investigar, informar y contrarrestar amenazas a la salud. También deberían tener un sistema para informar a la OMS de tales asuntos de manera oportuna.

2. Los países y las organizaciones regionales deben dar el ejemplo siguiendo adelante con compromisos de financiación para la preparación. También deben evaluar el progreso de manera rutinaria durante sus reuniones anuales.

3. Cada país debe tener un sistema fuerte con un alto nivel de coordinación independiente con jurisdicción y responsabilidad.

4. El nivel de preparación de los países, los donantes y las instituciones mundiales deben ser recursos utilizados para el peor de los casos. Se hizo hincapié en estar preparado para un patógeno respiratorio letal y virulento que causaría una pandemia de rápida propagación. Por lo tanto, el informe destacó la necesidad de herramientas y sistemas para responder eficazmente a tal escenario: para establecer medidas no farmacológicas, identificar y secuenciar un nuevo patógeno, compartir información con el resto del mundo y, finalmente, crear terapias, profilaxis o una vacuna. La fabricación compartida de vacunas debería comenzar idealmente días después de que la secuenciación del patógeno se haya realizado y compartido con el resto del mundo. Con una preparación efectiva, el objetivo es tener una vacuna lista que sea aprobada para su uso a las pocas semanas del descubrimiento y secuenciación de un nuevo patógeno.

5. Las instituciones financieras deben vincular la preparación con la planificación del riesgo financiero.

6. Los fondos de asistencia para el desarrollo deberían crear incentivos y aumentar la financiación para la preparación. Los países considerados pobres o más vulnerables deberían tener mayor financiamiento, y mayor o menor acceso al Fondo Central de Respuesta a Emergencias de las Naciones Unidas.

7. Las Naciones Unidas deben reforzar los mecanismos de coordinación para una respuesta a amenazas y emergencias de salud, en diferentes países y bajo diferentes contextos de salud y tipos de emergencia.

El GPMB reconoció las deficiencias durante este ejercicio y dejó en claro que, a pesar de haber mejorado los mecanismos de respuesta, como lo demuestra la puntualidad en la detección y respuesta para el ébola en 2018, los mecanismos establecidos no fueron suficientes para hacer frente al enorme impacto de una pandemia altamente letal. Afirmaron que no hay suficiente investigación y desarrollo, inversión y la infraestructura para crear vacunas y formular nuevos objetivos en materia de terapias es deficiente. También se consideró que el sistema para compartir la secuencia de nuevos patógenos era ineficiente, como lo fueron los medios para la distribución de recursos médicos limitados entre países.

Si tuviéramos que comparar con las pérdidas sufridas durante la pandemia de gripe Española, teniendo en cuenta una población que ha crecido cuatro veces, y la facilidad con que la mayoría de las personas puede viajar por el mundo, es posible que entre 50 y 80 millones de personas mueran durante un período similar de pandemia. En términos de medidas económicas, el GPMB declaró que controlar los costos de una epidemia o pandemia abrumaría a la economía global, con la perspectiva de que, en un mundo cada vez más globalizado, el mundo es tan fuerte como su eslabón más débil.

La preparación se ve obstaculizada por el hecho de que los líderes nacionales tienden a responder solo a las crisis de salud cuando existe una necesidad inmediata, y no dedican atención constante, fondos o recursos para evitar que cualquier brote se intensifique. Dos tercios de los países aún no tienen la capacidad requerida bajo el RSI 2005. Los países de bajos y medianos ingresos aún no pueden hacer frente a la carga financiera requerida para mantener estos sistemas de preparación.

Tan solo unos pocos meses antes de que el mundo fuera golpeado por la pandemia de COVID-19, los expertos habían advertido a los gobiernos sobre el grado de preparación para una pandemia que podría afectarnos.

13

¿QUÉ ESTAMOS SINTIENDO DURANTE EL AUTOAISLAMIENTO?

La incomodidad que sentimos a medida que la COVID-19 nos cambia la vida como la conocemos, representa una suerte de monstruo multifacético. David Kessler, un experto en duelo, compartió sus pensamientos sobre cómo podríamos sentirnos y afirmó que es algo similar al dolor. Reconocer y dar un nombre a estos sentimientos puede ser un gran paso en el proceso de comenzar a entender por lo que estamos pasando.

El duelo tiene varias etapas y no necesariamente se presentan de manera lineal. Existen también una serie de diferentes aflicciones. Comprender las etapas del duelo es una buena manera de ser consciente de lo que se está vivenciando en estos momentos. Estas son: negación, enojo, negociación, tristeza, y aceptación.

Aunque podemos estar preocupados por la muerte en general, la muerte de un ser querido vulnerable, o nuestra propia muerte, también estamos afligidos por los cambios en la vida tal como la conocemos. Perdimos lo que consideramos normal, perdimos las conexiones normales que teníamos con el mundo exterior y las personas que conocemos, hemos perdido nuestra libertad para decidir dónde ir y cuándo hacerlo. Hemos tenido que conformarnos con nuevas rutinas, con trabajo no planificado desde casa, que puede ser deficiente. Un plan de contingencia puede haber llegado a nosotros antes de lo esperado. Hemos perdido una sensación de futuro y no estamos seguros de qué esperar. No sabemos si la tormenta terminará, cuándo terminará y cómo saldremos de ella.

El control se puede encontrar en la etapa de aceptación de este proceso y es donde la fuerza para fomentar un sentimiento de comunidad también está. Es un momento en el que podrías estar haciendo cosas o no haciéndolas, no solo porque te afectan sino también por el bien y la seguridad de los demás. Es entonces que la necesidad de construir un fuerte sentido de compasión es esencial.

PERSPECTIVAS DE FUTURO - ¿CUÁNDO TENDREMOS UNA VACUNA CONTRA COVID-19?

A mediados de marzo Moderna Therapeutics, el desarrollador de la primera vacuna contra COVID-19 por probar, administró la vacuna a su primer grupo de voluntarios. La prueba de la vacuna puede tomar casi un año, suponiendo que esto sea exitoso, pero mientras tanto este trabajo podría proporcionar información valiosa sobre cómo el sistema inmunitario puede combatir los coronavirus. Esto es importante al momento de preparar a los investigadores para cualquier coronavirus emergente nuevo. Incluso si los frenéticos esfuerzos de los científicos que producen una vacuna no dan resultado durante algún tiempo, su trabajo no habría sido en vano.

Alrededor de 35 empresas e instituciones académicas han asumido la tarea de intentar crear una vacuna tal que pueda evitar que las personas enfermen de COVID-19 ahora y en el futuro. Mientras Moderna Therapeutics ha comenzado ensayos en humanos, algunos otros han estado probando en animales. Expertos de todo el mundo han unido sus fuerzas y ofrecieron su experiencia en este esfuerzo conjunto. El desarrollo de una vacuna pudo comenzarse tan temprano después del inicio de esta pandemia gracias a los esfuerzos de los expertos chinos, quienes secuenciaron el material genético de SARS-CoV-2 a principios de enero de 2020. Al compartir el código genético, investigadores en todo el mundo pudieron hacer crecer el virus y estudiar su método para invadir células humanas y causar la enfermedad.

Richard Hatchett, CEO de la Coalición para Innovaciones Epidémicas (Epidemic Innovations, Cepi), organización sin fines de lucro con sede en Oslo, dijo que "la velocidad con la que hemos [producido estos candidatos] se basa en gran parte en lo realizado para comprender cómo desarrollar vacunas destinadas a otros coronavirus". Cepi es una alianza global que actualmente lidera los esfuerzos para financiar y coordinar el desarrollo de la vacuna contra COVID-19. Contribuye a llenar los vacíos críticos en investigación, desarrollo e innovación, para avanzar en el campo de las vacunas contra las enfermedades infecciosas.

Los coronavirus ya han causado otras dos epidemias recientes en 2002 y 2004 (SARS) y 2012 (MERS); ya entonces los científicos habían comenzado a trabajar en vacunas, pero estos brotes pudieron contenerse antes de que las vacunas fuesen utilizadas. La empresa Moderna ha reutilizado su trabajo anterior sobre el virus MERS que se llevó a cabo en el Instituto Nacional de Alergias y Enfermedades Infecciosas en Bethesda, Maryland, EE.UU. Otra compañía, también con sede en Maryland, llamada Novavax también ha utilizado el estudio anterior de SARS, y el trabajo en una vacuna para desarrollar un prototipo dirigido al

SARS-CoV-2, ya que estos dos virus comparten alrededor del 80-90% de su material genético.

Las vacunas han trabajado tradicionalmente sobre el principio de presentar una parte, o la totalidad, del patógeno para estimular al sistema inmunitario humano a protegerse, produciendo una respuesta de anticuerpos a este patógeno. Esto sería en forma de partículas de virus inactivadas o dosis bajas atenuadas de patógenos vivos. Ambos métodos tienen inconvenientes: la forma en vivo puede enfermar a su huésped al recuperar parte de su virulencia, mientras que el tipo inactivado podría no ofrecer el grado necesario de protección y puede requerir dosis más altas o repetidas.

Las estrategias más recientes implican aislar el código genético del pico de proteína que se encuentra en la superficie del SARS-CoV-2 (la "corona"). Este se empalma, luego, en el genoma de una bacteria o levadura para conducir el microorganismo alterado a producir la proteína. La teoría es que estas proteínas harán que el cuerpo produzca una respuesta inmune contra ellas. Este tipo de vacuna se llama "recombinante".

15

¿EXISTE ALGUNA CONEXIÓN ENTRE LA VACUNA CONTRA LA TUBERCULOSIS Y LAS MUERTES POR COVID-19?

En 2011 se realizó un estudio para evaluar la eficacia de las vacunas de Bacillus Calmette-Guérin (BCG) en la prevención de infecciones agudas de las vías respiratorias superiores en ancianos. Esta vacuna contra la tuberculosis se administra al nacer en países donde la enfermedad ha sido históricamente un peligro, como sucede en la India. Sin embargo, en algunos otros países, la vacuna BCG no es parte del programa de vacunación universal. En algunos países puede ser una opción a considerar por los padres, pero no es obligatorio ni muy recomendada. Desafortunadamente, con el aumento de anti-vaxxers (anti-vacunas), esto podría hacer que su uso sea aún más errático. En zonas más pobres, donde el peligro relativo puede ser mayor, el costo y la disponibilidad también pueden entrar en juego.

La vacuna BCG ha existido por alrededor de 100 años y sigue siendo la única vacuna en uso para la prevención de la tuberculosis (TB) en humanos. Su eficacia ha sido una controversia, ya que es una vacuna preparada a partir de un patógeno vivo atenuado. Esto significa que las partículas de la bacteria Mycobacterium tuberculosis están presentes en la vacuna, pero se han inactivado y son incapaces de causar la enfermedad. El cuerpo utiliza estas partículas atenuadas para formar anticuerpos contra la bacteria en su forma viva. Aunque se descubrió que es eficaz contra algunas formas graves de tuberculosis, las vacunas de diferentes fabricantes parecen ofrecer diferentes niveles de protección. Sigue resultando difícil identificar qué cepa debe usarse, y se necesita seguir estudiando la genómica de las sub-cepas.

Se cree que la vacuna contra la tuberculosis no solo protege contra una bacteria en particular, sino que también es capaz de estimular el sistema inmunitario del cuerpo contra otros patógenos, como virus y parásitos. El método por el cual esto sucede no se comprende completamente, pero se cree que la vacuna puede preparar el sistema inmunitario para enfrentar un ataque de agentes patógenos que no sean Mycobacterium tuberculosis, ofreciendo una especie de atajo cuando el cuerpo se encuentra bajo ataque.

De hecho, se descubrió que los países que nunca aplicaron de manera universal la vacuna BCG fueron golpeados con más fuerza por COVID-19, con un mayor porcentaje de muertes per cápita. Por ejemplo en Italia, donde las muertes por COVID-19 alcanzaron niveles desastrosos, se recomienda la vacuna BCG a los grupos de riesgo. Japón, donde el número de muertes reportadas hasta ahora ha sido comparativamente bajo, tiene un programa universal de vacuna contra la tuberculosis. Esto a pesar de retrasar la aplicación de medidas de contención, que provocaron muchas críticas de otros países. Hasta el comienzo de abril, la tasa de mortalidad en Japón fue de alrededor del 2% en comparación con el 12,6% experimentado en Italia.

La diferencia en el impacto que COVID-19 ha tenido entre Europa Occidental y Oriental también podría explicarse de esta manera. Un estudio reciente realizado por investigadores del Reino Unido y Estados Unidos, en el cual se analizaron datos de 178 países, encontró que la incidencia de vacunación con BCG ha hecho una diferencia de diez veces en la incidencia de COVID-19, así como en su mortalidad. Los países de la antigua Unión Soviética (URSS) tenían políticas universales de vacunación contra la tuberculosis. Hasta principios de abril, Alemania, que tenía la parte oriental bajo el control de la URSS hasta la reunificación en 1990, tuvo menor cantidad de casos por cada 100,000 habitantes.

Por supuesto, esta información tiene una serie de sesgos; la búsqueda de casos positivos depende del número de pruebas que se realizan en cada país, y el estilo de seguimiento realizado a los contactos. No incluye el número de pacientes asintomáticos que pueden no haber sido examinados. La transparencia en la presentación de informes es otro factor importante que siempre debe tenerse en cuenta. La cultura tiene también un rol importante, en aspectos tales como la frecuencia, el estilo de socialización, y los métodos de higiene practicados, que marcarán una diferencia cuando se trata con un patógeno que se transmite por vía respiratoria.

A principios de abril se anunció que se estaban realizando investigaciones médicas para conocer si puede haber una correlación entre el uso de la vacuna BCG y la disminución de las tasas de mortalidad por

COVID-19. Estos estudios están utilizando distintas líneas de abordaje en al menos 6 diferentes países para realizar ensayos mediante la administración de la vacuna, aunque las vacunas administradas ahora pueden tener un efecto diferente a las utilizadas hace décadas. Si bien puede haber varios factores a tener en cuenta al examinar la correlación entre la aplicación de la vacuna BCG y la tasa de mortalidad, la tendencia es notable y merece un análisis más detallado. Con todo el mundo luchando por controlar esta pandemia, y el hecho de que puede pasar un tiempo antes de que se confirme una vacuna o tratamiento, vale la pena analizar si la vacuna BCG podría ofrecer algún tipo de protección.

16

CROWDSOURCING EN LA LUCHA CONTRA COVID-19

La pandemia de coronavirus ha puesto de manifiesto las insuficiencias de los sistemas de salud de forma marcada. Resulta que un costoso sistema basado en el mercado no está equipado para investigar, desarrollar y fabricar medicamentos y vacunas de manera oportuna. Se anticipa que pasarán alrededor de 18 meses antes de que una vacuna pueda estar disponible sin restricciones. Como se ha visto con los brotes anteriores de MERS y SARS, este puede ser un caso de muy poco tiempo.

De hecho, el mundo ya ha perdido demasiadas vidas por COVID-19, y puede pasar un tiempo antes de que se pueda tener una solución real.

El *crowdsourcing* es un método por el cual las conexiones con otras personas –en este caso, expertos tales como epidemiólogos, así como también de investigadores, fabricantes de vacunas y otros científicos en el campo de pruebas de laboratorio y ensayos clínicos–, se utilizan para acceder a un estudio grande, relativamente abierto y a menudo un grupo de personas en rápido crecimiento con el propósito de resolver una tarea de manera conjunta.

El objetivo es dividir el trabajo y compartir información y recursos para lograr resultados acumulativos de una manera más rápida. Estos expertos médicos y científicos reúnen sus conocimientos y experiencia para llegar a soluciones de manera mucho más rápida que si trabajaran en equipos separados. Esto es como acceder a una base de datos de información pero con una serie de mentes pensantes específicamente entrenadas y enfocadas en su propósito, todos con el mismo objetivo y todos poniendo su energía en encontrar una solución. Este es el poder del *crowdsourcing*, y durante esta pandemia puede ser la única posibilidad de frenar las muertes y llegar a soluciones como las vacunas, probar tratamientos e incluso profilaxis de una manera más rápida y segura.

Estos equipos, que generalmente están en competencia amistosa –o no tan amistosa– entre sí y que poseen algunas de las mejores mentes y tecnologías innovadoras para este propósito, trabajan juntos porque es una forma probada e intuitiva de llegar a la meta más rápidamente. En interés de la salud pública, ¿debería ser esta una forma permanente de trabajar? Si los gobiernos están ayudando a las industrias farmacéuticas en este estado de emergencia, ¿no es una buena idea tratar de alentar siempre al sector privado para mejorar la preparación para tales emergencias?

Las necesidades esenciales de salud deben ser una prioridad siempre, y no solo durante emergencias de esta naturaleza. Sin embargo, el sector privado tiene pocos incentivos para trabajar en contramedidas para atender futuras emergencias en salud pública, a menos que la rentabilidad esté asegurada, o que puedan preocuparse menos por los abusos con las patentes. El sector público puede necesitar intervenir para ofrecer estos marcos y garantías, para el bien de todos. Durante esta pandemia, e inmediatamente después (lo que sea y cuando sea que esto pueda ser), la ciencia puede reinar sobre la política y es durante este reconocimiento que la importancia de dicha financiación debe destacarse.

Como dijo Richard Hunt, del departamento de salud de los EE. UU., sobre el cuidado de los enfermos graves de COVID-19: "estamos intentando volar el avión mientras lo estamos construyendo". En cuestión de meses luego de que los médicos diagnosticaran por primera vez COVID-19 en pacientes en la ciudad china de Wuhan, personal médico de más de 150 países se enfrentó a un número creciente de pacientes que necesitaban cuidados intensivos.

Aunque los médicos tratan a los pacientes con neumonía grave con frecuencia, el comportamiento del virus en el cuerpo no sigue los mismos patrones, y esto dificulta el monitoreo de los pacientes por su deterioro o mejoras.

La OMS ha estado haciendo *crowdsourcing*, y gracias a ello los hospitales de todo el mundo están aprendiendo sobre COVID-19. Ha pedido a los médicos que presenten notas y busquen información analizando registros de pacientes anónimos, que enumeran los procedimientos realizados, los medicamentos recetados y los resultados. Sin embargo, hablar con los médicos directamente parece haber funcionado mejor, y esto es algo que se hace más de dos veces por semana durante una reunión virtual organizada por la propia OMS. Esto significa que el conocimiento puede evolucionar rápidamente y debido a esto las normas pueden revisarse cuando sea necesario.

Un nuevo sitio web llamado *COVID Near You* fue desarrollado por el equipo *HealthMap* de la Escuela de Medicina de Harvard (HMS) y del *Boston Children's Hospital. COVID Near You* fomenta que las personas de la comunidad informen sus síntomas en tiempo real, identificados solo por código postal. Esta información ayuda a los expertos a rastrear los lugares donde COVID-19 se está extendiendo o disminuyendo, así como conocer la velocidad de su propagación. Esta misma herramienta se utilizó anteriormente para la gripe. Se basa en que la comunidad contribuya de manera rápida e informe de una forma simple, que se mantiene anónima, excepto por su ubicación.

Otro ejemplo de aprovechamiento de la sabiduría colectiva está siendo llevado a cabo por la NASA (Administración Nacional Aeronáutica y del Espacio). La NASA ha emitido un llamado de *crowdsourcing* a su fuerza laboral para sugerir formas innovadoras en que la agencia y sus recursos pueden ayudar en la actual batalla en curso contra el SARS-CoV-2. Al identificar áreas problemáticas clave y colaborar con la Casa Blanca y otros grupos gubernamentales que participan en la respuesta, la NASA decidió centrar sus esfuerzos en la provisión de equipos de protección personal (EPP), de equipos de ventilación, y medios para rastrear y controlar cómo se transmite y se propaga el virus. Su decisión se basó en la identificación de las áreas más problemáticas en ese momento.

El enfoque en el EPP podría conducir a una mejora de lo que tenemos, por ejemplo, auto-desinfección del EPP pero que no afecte la filtración y seguridad del equipo; las técnicas deben ser fácilmente aplicables, así como también deben resultar rápidas, efectivas y no pueden alterar la función ni su ajuste, incluso después de varios ciclos de descontaminación. Los ventiladores deben tener una interfaz limpia y poder producirse rápidamente. Los diseños deben permitir una aprobación regulatoria rápida para la entrega oportuna a entidades públicas-privadas. El análisis de datos con el equipo más innovador de la NASA puede permitir a los expertos comprender más sobre los patrones COVID-19 y también sobre sus aspectos económicos, ambientales y el impacto social.

La NASA anunció como fecha límite para su personal en todas las áreas el 15 de abril de 2020, y utilizará las ideas más viables para una mayor exploración. Cualquier resultado, ya sea un producto o un diseño, generará un producto con "código abierto para que lo use cualquier empresa o país", por supuesto, dependiendo del tipo de tecnología y recursos necesarios. La NASA también ha contribuido con sus esfuerzos prestando su capacidad de supercomputación y su experiencia en inteligencia artificial para investigadores durante este momento difícil. Las ideas dentro de la misión de la NASA podrían incluir soluciones de telemedicina y soluciones digitales para los trabajadores médicos. Con las lecciones aprendidas en la exploración espacial humana, la NASA podría ayudarnos a lidiar con el aislamiento social y el nuevo modelo de trabajo desde casa.

Con el videojuego en línea *Foldit*, que se encuentra en *https://fold.it/*, los ciudadanos pueden participar en el trabajo realizado por científicos para encontrar medicamentos que puedan ayudar a frenar la propagación de COVID-19. Este juego de *crowdsourcing* permite al público en general encontrar formas de plegar proteínas. La forma única de una proteína particular, y la forma en que elige plegarse, le da sus propiedades únicas... El juego usa la mente colectiva para abordar la inmensa cantidad de formas particulares en las que incluso una proteína pequeña se puede plegar. Comprender qué tipo de pliegue sería mejor para el desarrollo de potenciales tratamientos para el virus lleva de por sí mucho tiempo, incluso cuando se hace mediante inteligencia artificial, lo que significa que, cuantas más personas lo hagan, mayores serán las posibilidades de encontrar una solución.

Los jugadores pueden contribuir a la investigación diseñando nuevas proteínas que potencialmente podrían tratar o incluso prevenir enfermedades. Hacer esto a través de convertirlo en un juego facilita utilizar la creatividad de las personas y la competitividad entre ellas, aprovechando la capacidad resolutiva que supone el rompecabezas del cerebro humano y las habilidades para el reconocimiento de patrones. A su vez, examinar estas habilidades y la forma en que se aplican al juego ayuda a los científicos a enseñar a las computadoras (inteligencia artificial) cómo plegar proteínas de manera más rápida y mejor.

17

RACISMO

A finales de marzo, China emitió una prohibición de visado a los extranjeros bloqueando efectivamente el ingreso a todos los ciudadanos extranjeros, incluso aquellos casados con un ciudadano chino. Incluso luego de relajar las medidas de cierre, es probable que se apliquen medidas más estrictas en algún momento del futuro. Por ejemplo, las visas de turista, con una duración de 10 años, normalmente otorgadas a los estadounidenses sin demasiadas restricciones, podrían cambiar por completo. El nuevo visado por causa de trabajo también podría requerir más escrutinio, ya que los sentimientos anti-extranjeros y anti-occidentales parecen estar en aumento en estos últimos tiempos.

Se informó que el presidente Xi Jinping advirtió a las autoridades contra los casos importados, aunque el vicepresidente de Asuntos Exteriores, Luo Zhaohui, anunció que 9 de cada 10 de los nuevos casos importados de China a fines de marzo eran de quienes tenían pasaportes chinos. A mediados de abril, como parte de la preparación de China para luchar contra la segunda ola de COVID-19, la comunidad africana en Guangzhou sufrió debido a que los sentimientos racistas han ido en aumento. Los africanos fueron desalojados ilegalmente de sus casas de alquiler sin una buena razón, y también han sido rechazados en los hoteles. Muchos de ellos no habían viajado recientemente, ni habían tenido contacto con pacientes con COVID positivo. También fueron tratados de esta manera por las autoridades, que los sometieron a pruebas aleatorias para COVID-19, y fueron obligados a permanecer en cuarentena durante 14 días, a pesar de no tener historial de contacto ni exhibir síntomas.

En la otra cara de la moneda, la discriminación contra los chinos o cualquier persona con características asiáticas ha aumentado. Como con la mayoría de las discriminaciones, esta se basa en falsas impresiones. De acuerdo con un informe del FBI, las comunidades asiático-americanas corren un mayor riesgo de sufrir acciones racistas y crímenes de odio durante estos tiempos. Actos como los descritos no se basan en la razón, por lo que no importa si estos asiático-americanos habían estado recientemente en el extranjero o habían entrado en contacto con pacientes con COVID-19 positivos. De hecho, algunos de ellos pueden nunca haber estado en China en su vida, a pesar de su herencia. Los incidentes reportados han incluido la negación de servicio en una cantidad de negocios, asalto y acoso. Algo de esto puede haber sido incitado por el vocabulario utilizado por el presidente de los Estados Unidos, Donald Trump, y su equipo, al referirse a la pandemia p.ej. "Virus de China" o "Virus de Wuhan". Entre el 28 de enero y el 24 de febrero, se reportaron unos 1000 actos de xenofobia y racismo en contra de asiático-americanos; esto coincide con las fechas en que el coronavirus comenzó a extenderse en los EE.UU.

Las tiendas administradas por asiáticos también pueden sentir la peor parte de esta pandemia, ya que las personas tenderán a evitar tales lugares por temor a contraer la infección a través del servicio que ofrecen, o al entrar en contacto con sus productos. Activistas en Francia hicieron un letrero que decía "Coronavirus: ha hecho más personas racistas que enfermas". La lista de actos xenófobos, discriminatorios, de violencia y racismo contra los chinos, y cualquier persona de ascendencia o apariencia asiática, continúa creciendo en todo el mundo. Este sentimiento se extiende desde las personas que se ocupan de sus propios asuntos hasta empresas que intentan sobrevivir en una situación ya difícil. Incluso los profesionales de la salud asiáticos han sufrido este maltrato mientras hacen todo lo posible por ayudar.

Las diferencias culturales pueden incrementar aún más el racismo, incluso cuando los actos se realizan con la mejor de las intenciones. Por ejemplo, para los nativos de Hong Kong que usan una máscara durante tal crisis, incluso aún si viven a miles de kilómetros de cualquier país asiático, es un signo de respeto y solidaridad. La intención aquí es proteger al usuario y proteger a todos los que lo rodean. Sin embargo, usar una mascarilla o barbijo en Nueva York en los días anteriores a de que el virus golpeara al estado con tanta fuerza, podría haber parecido sospechoso y preocupante. Probablemente haya atraído todo tipo de atención equivocada hacia esas personas, quienes experimentaron algún tipo de comentarios hirientes, e incluso amenazas, y personas haciendo todo lo posible para evitarlos.

Con esta semilla creciendo en la mente de las personas, ¿qué tan difícil será desalojar estas ideas en el futuro?

Este tipo de desprecio inducido por un brote a causa de un patógeno no es nuevo. La enfermedad causa incertidumbre y miedo, y esto puede convertirse fácilmente en discriminación, especialmente si el patógeno es de reciente aparición y no se sabe mucho de él. Se ha dicho en repetidas ocasiones que un estigma de este tipo puede ser peligroso, y a veces peor que la enfermedad misma. Con esto en mente, la OMS trata de evitar elegir nombres para enfermedades que alentarían tales preconceptos. Una lección fue aprendida después de nombrar el Ébola, ya que este nombre proviene del río en el Congo donde el virus fue detectado por primera vez. En ese caso, fueron los africanos quienes fueron blanco de discriminación y de crímenes de odio.

El VIH y el SIDA son ejemplos de este miedo y discriminación que, aunque no tan desenfrenados como en décadas anteriores, todavía rondan el siglo XXI. A pesar de que el VIH solo puede ser transmitido a través de relaciones sexuales sin protección o intercambio de sangre (por ejemplo, usando las mismas agujas al inyectarse drogas), aquellos que son VIH positivos a menudo son estigmatizados y evitados, a veces pasivamente, pero a menudo a través de crímenes de odio.

18

¿CÓMO SERÁ UN MUNDO POSTPANDÉMICO?

Un mundo en medio de una pandemia se siente surrealista. Es difícil saber lo que se avecina, y lo que hay a la vuelta de la esquina, pero también en un futuro donde el virus ya no sea una gran preocupación nueva. Incluso aunque se esperaba la pandemia X, y era más una cuestión de "cuándo" en lugar de "si", nada nos había preparado para los escenarios de la vida real que hemos experimentado y continuaremos experimentando. La mayoría habla de una "nueva normalidad" y ya se hace referencia a la forma en que se hicieron las cosas "prepandémicas". ¿Cómo será el futuro?

Información

Una característica que distingue a esta pandemia de sus predecesoras es el uso frecuente de las redes sociales, y la capacidad de acceder a todo tipo de información desde casi cualquier parte del mundo. Esto, en sí mismo, es parte integrante de la crisis. Hay mucha información falsa e información que no es útil o meramente especulativa. Con personas que piensan que se han vuelto informadas porque leyeron algunos artículos en Internet, o incluso tuvieron un pensamiento complejo, es fácil dejarse conducir por un camino equivocado cuando se trata de obtener evidencias. Debido a su constante desarrollo, esta pandemia nos tiene luchando para ponernos al día con lo "último". En una lucha por dar sentido a lo que está sucediendo, pues esto es parte de la naturaleza humana, que busca saber más y comprender. El problema es que incluso los expertos no siempre comprenden la forma en que funciona este virus todavía. Incluso esos que comparten fragmentos de información en su línea de tiempo de las redes sociales sin malas intenciones, pueden estar haciendo más daño que bien si no han verificado los hechos de antemano. La comprobación de hechos puede ser difícil y laboriosa, y mejor dejarla a los expertos. Por lo tanto, este escenario plantea la pregunta: ¿en quién podemos confiar?

Política vs ciencia

Los científicos nos han advertido durante años que tal pandemia podría ocurrir, y con un particular énfasis en un patógeno respiratorio. También nos han advertido sobre el calentamiento global y la contaminación, la sobreindustrialización del mundo, el peligro de destruir los hábitats naturales de los animales, y una miríada de otros temas que han sido ampliamente ignorados por políticos y gobiernos. El patrón de muy poco demasiado tarde se ha magnificado en los últimos meses. Teniendo esto en cuenta, ¿a quién escucharemos en el futuro? ¿Expertos o jefes de estado?

Y al igual que el 11 de septiembre y la crisis financiera de 2008 cambiaron la forma en que hacemos las cosas, nos espera hacer lo mismo en esta oportunidad. Los científicos pueden necesitar ideas nuevas que les permitan identificar estrategias para predecir el futuro utilizando Tecnología de Inteligencia Artificial (IA), pero esta vez el resto del mundo debería escuchar.

Interacción

Cuando lo peor de esto haya pasado, la mayoría de las personas responderán con una sensación de alivio y un gran aprecio por las cosas que no se les permitió hacer por algún tiempo. Querrán ver amigos, viajar y disfrutar de actividades de ocio que se les habían impedido hacer. Pero ¿tenemos las mismas actividades a las que volver? ¿Seguiremos comiendo sin pensarlo dos veces? ¿Dónde se hacen nuestras comidas y quién las hace?

Si es posible aumentar el acceso a la educación, ¿seguiremos exigiendo que los estudiantes estén en clase para todas sus lecciones? Ahora que el acceso es posible, aquellos que no pueden asistir físicamente, ¿tienen igualdad de oportunidades en un mundo donde hemos demostrado que la educación en línea funciona?

Negocio

Como la pandemia se produjo tan rápido y se extendió antes que las empresas afectadas pudieran prepararse, se recreó un escenario de hundirse o nadar. Los que pudieron adaptarse rápidamente, aquellos que tuvieron planes de contingencia, y aquellos que tienen ahorros pueden mantenerse en el tope en medio de una economía en crisis, o al menos por un tiempo con algunos sacrificios. Algunas empresas pueden simplemente migrar de forma rápida al espacio virtual y tener a sus empleados haciendo su trabajo en casa. Otros cambiaron la naturaleza de sus servicios y comenzaron con la entrega de productos en vez de esperar que la gente entre a su tienda. Ciertos sectores han dividido su personal en turnos para que la interacción con diferentes personas sea limitada.

Sin embargo, los trabajadores en ciertos sectores como el turismo, la hotelería y el entretenimiento, de pronto se encontraron 100% sin trabajo. Mientras que algunas empresas no esenciales pueden permitir mantener su personal con algún tipo de salario, la mayoría no podría, y esto fue especialmente cierto en las áreas más pobres o en pequeñas empresas que dependen de sus ingresos diarios para mantenerse a flote. Trabajadores que fueron despedidos o enviados a casa sin permiso aún deben pagar el alquiler y alimentar a sus familias.

Aquellos que tienen que trabajar desde casa enfrentan diferentes dificultades; por ejemplo, la necesidad de cuidar de niños pequeños que estan en casa por estar la escuela cerrada, o que tenían una computadora para compartir con su pareja y sus hijos, que necesitaban "asistir" a clases en línea.

Algunos gobiernos ofrecieron pagos a quienes perdieron el trabajo debido a la pandemia, pero el miedo persiste, así el dinero llegue a las personas adecuadas y aun cuando fuese suficiente para alimentar a sus familias.

La reapertura de negocios puede necesitar hacerse

de manera escalonada, y la gente va a necesitar ser creativa para mantener su cabeza fuera del agua en una situación en la que pueden necesitar cerrar nuevamente poco tiempo después de que abran. Ciertos entornos pueden cambiar para bien. ¿Es necesario viajar si se ha demostrado que funciona realizar reuniones en línea con éxito? ¿Es sabio atraer millones de personas de todo el mundo a una conferencia? ¿Deberíamos utilizar medios superpoblados de transporte? ¿Qué tan peligroso es asistir a grandes eventos? ¿Serán los conciertos y festivales los nuevos campos de cultivo para la próxima pandemia? ¿Comeremos en restaurantes tanto como solíamos hacerlo? ¿En quién podemos confiar?

19

¿HAN MANIPULADO CHINA Y OTROS PAÍSES SUS DATOS COVID-19?

Entre ser el primero en descubrir las muertes causadas por COVID-19, el primero en secuenciar su genoma, y el primero en experimentar el brote, ¿cuántos datos de China están disponibles para el mundo, y qué tan oportuno fue el compartir?

Según funcionarios estadounidenses, China mantuvo en secreto la magnitud del brote de coronavirus en su país. Esto fue informado a la Casa Blanca en un documento clasificado. Aunque no se revelaron detalles de este documento, divulgaron que contenía información sobre cómo los informes de China fueron "intencionalmente incompletos". Las autoridades chinas también cambiaron los estándares para publicaciones de los informes, a veces omitiendo casos asintomáticos, para luego agregarlos nuevamente. En la provincia de Hubei se informó que miles de urnas aparecieron fuera de las funerarias, y esto no coincidió con la cantidad de muertes informadas.

Además de ocultar la verdad a otras naciones, estas discrepancias, que luego emergen como falsas, también han provocado una desconfianza de los funcionarios dentro del propio país.

Desde finales de enero de 2020, investigadores chinos han publicado artículos sobre COVID-19 en revistas médicas internacionales autorizadas. A través de estas publicaciones se pudieron conocer los primeros casos de infección por coronavirus y los hitos de un brote que luego se convirtió en una pandemia. Estos han estado en controversia con la narrativa ofrecida por el gobierno en China, con repercusiones notables en las redes sociales a este respecto. Sin embargo, esta libertad de publicar vino bajo escrutinio en una reunión celebrada el 25 de marzo de 2020 por el grupo de trabajo del Consejo de Estado que se formó con el propósito de manejar la prevención y el control de COVID-19. Como resultado de esta reunión se emitió una directiva que describía un proceso de investigación de antecedentes para dichos documentos: antes de permitir su publicación los trabajos necesitarían una serie de aprobaciones; desde la académica por parte de comités en universidades, luego al departamento de ciencia y tecnología del Ministerio de Educación, y finalmente al grupo de trabajo bajo el Consejo de Estado. La directiva establece que "Los trabajos académicos sobre el rastreo del origen del virus deben ser estrictamente administrados".

Un investigador chino anónimo habló con CNN sobre sus preocupaciones acerca de que el gobierno chino estuviera tratando de cambiar la narrativa sobre cómo y dónde se originó el virus. Una de las principales universidades de China, la Universidad Fudan de Shanghai, publicó esto por primera vez en su sitio web y posteriormente el sitio web fue eliminado. La

Universidad de Geociencia de China en Wuhan, también hizo un anuncio similar y luego eliminó la página. Otros investigadores declararon que sus artículos publicados en febrero no habían sido sometidos a tal escrutinio antes de su publicación y por lo tanto existe la sospecha de que tal vez se haya publicado alguna información confidencial que colocó al gobierno de China en una posición difícil. Parece que parte de las redes sociales en China y el gobierno del país cuestionan el origen del virus y han enfatizado en repetidas ocasiones que el origen exacto no ha sido confirmado.

La transparencia de los informes en el país donde se originó el virus es importante porque la respuesta en el resto del mundo fue influenciada en gran medida por esta información inicial. Meses después, al ver lo que sucedió en Italia y España, la información no se corresponde con la manera en que el virus se estaba propagando; de repente fue mucho más alarmante. Para aquellos países que fueron golpeados fuertemente fue muy difícil, la información emergente no era útil, ya que era demasiado tarde para salvar las miles de vidas que podrían haberse salvado.

A mediados de abril, China cambió el número de muertes oficiales causadas por el nuevo coronavirus. En un día agregaron 1.290 muertes atribuidas a la infección con COVID-19 en Wuhan, y en consecuencia otros 325 casos confirmados. Esta declaración eleva el total de muertes en un tercio a 3.869, con un número total de casos informados de 50.333. Con la cifra de muertos en Wuhan pasando de 2.579 a 3.869, la cifra revisada muestra un aumento del 50%, lo que significa que anteriormente habían ocultado, o no habían declarado, la mitad de los fallecidos. Las autoridades dijeron que esto sucedió porque en el caos de las etapas iniciales de la pandemia, las personas comenzaron a morir en el hogar y el personal médico estaba demasiado abrumado cuidando a aquellos que tenían la oportunidad de vivir como para dedicarse a informar las muertes. Por lo tanto, explicaron, hubo un retraso en la compilación de cifras finales de varias entidades gubernamentales y privadas.

Esta no era la primera vez que ocurría en China, pues ya antes había alterado cifras, y estas declaraciones surgieron en medio de la confusión previa, la duda y la desconfianza en todos los ámbitos. También hubo discrepancias en la forma en que los chinos midieron sus casos, omitiendo casos positivos que fueron sintomáticos en el recuento. Esto hizo difícil hacer las comparaciones con otros países del mundo, y causó una mayor duda en la transparencia de China durante esta crisis.

Esto nos lleva de vuelta al inicio de la pandemia y las decisiones cruciales tomadas por China durante ese período crítico A la luz del desarrollo que reveló cómo era realmente la enfermedad conforme va progresando, ¿otros países habrían hecho las cosas de manera diferente si el número de muertes anunciado hubiera sido más cercano a la verdad? ¿Debemos creer en estas nuevas cifras aportadas?

Un informe de Associated Press reveló que los funcionarios chinos minimizaban lo que sabían que era una situación muy arriesgada cuando se enteraron del virus, y sabían que podría causar una pandemia. Cuando comenzó el brote en Wuhan, los líderes del país escondieron la información disponible para ellos durante 6 días - información que podría haberles ayudado a disminuir el impacto del virus en el resto del mundo. Estas afirmaciones se basan en revelaciones de documentos confidenciales producidos después de una teleconferencia con la Comisión Nacional de Salud de China. En uno de estos documentos, uno de los principales expertos en salud de China advirtió que "es probable que [el brote del virus] se convierta en un importante evento de salud pública". Comparó el desafío con el brote de SARS, diciendo que sería el más grave desde ese momento.

Las fechas clave en enero de 2020 revelan un conflicto en la información conocida en los círculos internos y en las acciones que se llevaron a cabo en público. A mediados de enero (el 14), los grupos de casos sugirieron que la transmisión de persona a persona era posible y tal vez ya estaba sucediendo. Sin embargo, la gravedad de la situación continuó siendo minimizada en público el día 15. Tres días más tarde, Wuhan fue puesto en cuarentena. Mientras tanto, con Wuhan como centro importante por donde decenas de miles de personas pasan en calidad de viajeros, el virus se estaba propagando, supuestamente por debajo del radar. Para empeorar las cosas, este período coincidió con el Año Nuevo chino, durante el cual viajar entre muchos es popular. Se estima que 5 millones de personas dejaron Wuhan, el epicentro del brote de COVID-19, antes de que se pusiera en práctica la prohibición de viajar el 23 de enero de 2020. En un artículo titulado "Efecto de las intervenciones no farmacológicas para contener el brote de COVID-19 en China" (Lai, Ruktanonchai, Zhou et al) reveló que si los métodos de contención hubieran sido aplicados 7 días antes en China, las infecciones habrían disminuido hasta en dos tercios. Así, las infecciones se habrían reducido en un 95% si se hubieran aplicado intervenciones no farmacológicas 3 semanas antes.

A mediados de abril, el presidente de los Estados Unidos Trump decidió dejar de financiar a la OMS porque pensó que habían manejado mal la pandemia de coronavirus, señalando especialmente el comienzo del brote en China. Afirmó que la OMS había fallado en sus deberes y había estado promoviendo la "desinformación" de China. Insistió en que la OMS era directamente responsable de la magnitud de esta pandemia, y que deberían haberla declarado como tal a principios de año. Esto a pesar de que él también había minimizado públicamente el brote de coronavirus al comienzo de su propagación en los Estados Unidos, y más tarde declarando que sabía que sería una pandemia antes de que la OMS declarara el estado de emergencia.

A pesar de señalar estos errores cometidos al comienzo del brote por el nuevo coronavirus, varios países e incluso estados de los EE. UU., han cometido esos mismos errores al adoptar intervenciones no farmacológicas de manera tardía. Esto permitió que la infección se extendiera rápidamente porque, como vimos, solo se necesita un ligero retraso para que los números comiencen a aumentar rápidamente.

Se sospecha que esta minimización de los números para proteger la reputación de los "regímenes" es práctica frecuente en varios países. Los funcionarios occidentales sospechan que esto está sucediendo en Irán, Rusia, Indonesia y Corea del Norte, de hecho, se piensa que han estado contando de menos la cantidad de afectados. Hasta el 12 de abril de 2020, Corea del Norte aún no ha informado tener casos, negando que COVID-19 haya infectado a alguien en el país. A partir de la misma fecha, Vietnam solo había reportado alrededor de 250 casos y ninguna muerte, a pesar de tener una extensa frontera con China. Naciones de tamaño similar que están en la misma zona tuvieron una mayor incidencia de casos. Esto a pesar de que ambos países (Vietnam y Corea del Norte) no tienen los recursos de muchos de los países cercanos. Si bien no es posible medir con precisión la propagación comunitaria en este momento, los bajos números informados respaldan una agenda política.

En algunos países, puede ser la falta de pruebas lo que marca la diferencia, pero en otros los números pueden ser alterados a propósito. La capacidad de "aplanar la curva" es una medida de éxito del país en el manejo de la crisis. Si los objetivos son políticos, puede ser contraproducente el informe de cifras reales, así como cuánto ha sufrido el país durante este tiempo.

El seguimiento del número de muertes causadas por COVID-19 es complicado porque la causa de la muerte no siempre luce evidente de forma inmediata. Indirectamente, las personas que han muerto debido a otras causas podrían haberse salvado si no fuera porque el sistema de salud estaba abrumado. Quizás retrasen el tratamiento para evitar ir al médico o al hospital por temor a infectarse, o porque esta ayuda puede haber parecido menos accesible y, por lo tanto, ha disminuido sus posibilidades de supervivencia. Los pacientes que mueren en hospitales o en el hogar por otras causas necesitarían más investigación para verificar si estaban infectados con SARS-CoV-2, y esto ha creado un retraso en la forma en que se declaran los datos. Estas discrepancias se hacen evidentes cuando se observa una medida llamada "exceso de muertes". Es decir, el número de muertes que ocurren durante un período de tiempo en comparación con el mismo lapso (en la misma zona) en años anteriores. Al observar estos datos históricos, podemos ver la brecha entre lo que creemos son muertes por COVID-19 versus lo que en realidad puede ser el verdadero número de personas víctimas del virus o de la falta de atención.

Al hacer estas observaciones sobre las tasas de mortalidad realizadas por la oficina nacional de estadística a finales de marzo, algunos observaron que algunos países (como Italia) mostraron un exceso de muertes, que fue del doble del recuento oficial de COVID-19. Uno puede presumir que los países más pobres están en una peor situación, y es posible que nunca sepamos exactamente cuántas personas han muerto por COVID-19 en todo del mundo. Esto es especialmente cierto en aquellos países donde se realizan menos pruebas. Giorgio Gori, alcalde de Bérgamo, se refirió al conteo oficial de muertes como "la punta del iceberg", reconociendo que muchas personas realmente morían en sus hogares y no formaban parte del recuento oficial a cargo del ministerio de salud. El verdadero número de muertos en esta región de Italia, que ha sido golpeada de manera muy severa, en realidad podría ser el 120% del número declarado.

En España, las muertes en general sugieren que el número real podría ser un 60% más alto que las cifras declaradas. En Gran Bretaña, el número de muertos ha sido revisado de 4.300 a 6.200 durante un período de 4 semanas. En marzo de 2020, los registros muestran que el exceso de muertes real alcanzó 7.000. Con excepción de Nueva York, la mayoría de los estados de los EE. UU. no publican recuentos oficiales de defunciones. Esta tendencia en la que el recuento oficial de muertes debe ser extrapolado para conocer el número real de víctimas fatales a causa de COVID-19 se observó en Nueva York y se puede suponer que sucede también en otros estados.

El poder político también se muestra en la forma en que se informan esas noticias. Por ejemplo, en Vietnam es solo el Ministro de Salud quien puede anunciar el número de casos COVID-19 positivos. Cualquier otro recuento se considera no oficial, incluso si proviene de hospitales y clínicas, y estas entidades también pueden incurrir en una multa si publican tales cifras. El Partido Comunista de Vietnam (CPV) solo estaba lidiando con la inquietud entre sus ciudadanos en enero 2020 tras una disputa por la propiedad de la tierra profundamente arraigada. Tras una protesta contra los políticos en las redes sociales, se estableció una extensa censura. El brote de COVID-19 luego brindó al CPV una oportunidad para jactarse dela efectividad de su modelo, que mantuvo el costo y el número de víctimas bajo, con el objetivo de demostrar que está priorizando el bienestar de su gente.

Las instituciones de Corea del Norte están en una posición similar, donde los informes de infecciones positivas pueden fácilmente ser censuradas. Sin embargo, el 10 de marzo, el Diario NK, un periódico en línea de Corea del Sur que se centra en cuestiones de su vecino del norte, anunció que el brote había matado a 180 soldados norcoreanos y que otros 3.700 fueron puestos en cuarentena en enero y febrero. El periódico también escribió que los líderes militares de Corea del Norte supervisaron la desinfección de áreas donde los soldados habían estado viviendo. Corea del Norte niega esta información, pero por primera vez mencionó las pérdidas económicas sufridas debido al brote del virus. Más aún, ha colocado también en cuarentena a otras 10.000 personas que podrían incluir alrededor de 380 extranjeros, y los han liberado de forma progresiva, ya que no mostraron síntomas, a pesar de decir que no se habían encontrado casos. Hacia fines de marzo, pidieron ayuda a líderes de otros países de manera encubierta, incluyendo la petición de suministros médicos necesarios para combatir el nuevo coronavirus. Persisten las preocupaciones de que la situación pueda estar fuera de control o cerca de serlo, y que esto se esté ocultando al resto del mundo.

Si bien es posible que ambos países hayan logrado adoptar medidas para mantener a raya al virus, en movimientos que han tenido mucho más éxito que en otros países asiáticos, ambos tienen importantes agendas políticas que hacen dudosa la situación.

Estas discrepancias conducen a una mayor falta de comprensión de la imagen global. Si las muertes son ocultadas o disfrazadas es posible que nunca sepamos el alcance exacto del daño causado por el SARS-CoV-2. Sin una imagen global completa, es posible que nunca sepamos lo mucho que podríamos haber hecho si hubiéramos sabido en toda su extensión el poder de este virus en una etapa anterior.

Luego están los países y líderes que aprovechan una mala situación para promover su agenda. Tomemos como ejemplo al presidente de Rusia, Vladimir Putin, quien se ha propuesto hacer creer al resto del mundo que el nuevo coronavirus está hecho por el hombre, y específicamente por los estadounidenses, como parte de un esfuerzo más amplio por manchar la reputación de Occidente. Cumple sus objetivos plantando desconfianza en las instituciones más importantes cuyo propósito es salvaguardar la salud de los ciudadanos, tales como el CDC y los militares. A medida que la pandemia se ha extendido por todo el mundo, también lo ha hecho un tsunami de información falsa, en lo que la OMS denominó "infodemia". La gente está comprensiblemente confundida y preocupada por el aluvión de información que encuentran, y es fácil jugar con esta tensión diseminando teorías de conspiración y noticias falsas.

A través de esta desinformación, los agentes de Putin han tratado previamente de plantar desconfianza en las vacunas. No obstante el hecho de que durante una reunión televisada en 2018 reprendió a los padres que decidieron no vacunar a sus hijos diciéndoles que estaban poniendo en peligro sus vidas, se ha trazado como objetivo sembrar la duda en las vacunas entre los estadounidenses. La amenaza del autismo sigue rebotando, a pesar del hecho de que la teoría ha sido refutada una y otra vez por expertos. Sin embargo, con estos mensajes insidiosos propagados por miles de trolls contratados a través de las redes sociales, especialmente Twitter, y el incentivo a los portavoces para que insistan en difundir información errónea, el mensaje simplemente tiende a persistir. La epidemia de coronavirus se describe como un arma de diseño hecha con el objetivo de destruir China, o con el propósito de controlar a la población.

Esta no es la primera vez que se utiliza este método para generar desconfianza en las instituciones de los Estados Unidos desde el interior del propio país. Lo mismo sucedió durante el brote de Ébola y antes de eso durante la crisis del VIH. Ambos fueron descritos como virus prefabricados con una agenda para usar otras poblaciones como conejillos de indias, o como armas raciales para matar a personas de color.

20

¿CUÁNDO VOLVERÁN LAS COSAS A LA NORMALIDAD?

Se cree que cuando suficiente cantidad de la población mundial, tal vez alrededor del 60% o más, se convierta en resistente a COVID-19, será suficiente para frenar la transmisión de persona a persona. Nadie sabe si estar infectado, ya sea que tenga síntomas o no, lo hará resistente a una infección adicional. Cuando un patógeno ataca el cuerpo, éste a veces tiene suficiente información para desarrollar anticuerpos que son específicos para ese patógeno. Esto sucede si el cuerpo se encuentra con este mismo patógeno nuevamente, y su sistema de defensa está en capacidad de deshacerse de él de una manera más rápida y eficiente, con menos daño al cuerpo. Las vacunas funcionan según este mismo principio, ya que inducen al organismo a producir anticuerpos contra el patógeno sin causar la enfermedad en sí. A veces, como efecto secundario de tomar una vacuna, habrá síntomas leves de la enfermedad contra la que se protege.

Se pueden obtener anticuerpos de un componente de la sangre llamado suero, de pacientes que han tenido la enfermedad y se han curado. El mensaje que los anticuerpos crean en el cuerpo se mantendrá, especialmente cuando se trata de virus. En algunos casos, los anticuerpos del suero pueden obtenerse también de animales para facilitar la detección de su presencia en suero humano. Algunos estudios han demostrado que podría haber una relación entre los anticuerpos aislados de otros coronavirus, como los creados durante los brotes de SARS y MERS. Esto significa que el proceso puede acelerarse a medida que aprendemos más sobre lo que podemos utilizar, en términos de información que ya puede estar disponible, durante la pandemia de COVID-19.

La llamada "inmunidad colectiva" o "inmunidad comunitaria" o "inmunidad de rebaño", es el principio sobre el cual se basa la vacunación. Dado que una pequeña parte de las personas no pueden vacunarse, y otra parte de la población tiene un sistema inmune comprometido, la población general tendrá aún inmunidad si la mayoría de las personas están protegidas. Este nivel varía con cada enfermedad infecciosa. Por ejemplo, si una persona contrae sarampión pero está rodeada de personas que están vacunadas contra él, la enfermedad no se transmitirá a una nueva persona. Sin embargo esto solo funciona si la mayoría de las personas en la comunidad están vacunadas. En el caso del sarampión, 19 de cada 20 personas deben ser vacunadas para que haya suficiente protección, y ni siquiera esto es una garantía de protección para quienes no están vacunados. Tan pronto como el porcentaje de aquellos que están vacunados comienza a disminuir, el peligro de un brote se vuelve inminente. Y entonces la inmunidad del rebaño no brinda una buena protección para un individuo, pero la vacunación sí.

El regreso al escenario considerado "normal" probablemente se llevará a cabo en un enfoque escalonado. Sopesar opciones entre poner posiblemente a más personas en peligro y abrumar el sistema de atención médica, y proteger la economía y la salud mental de los millones de afectados por las medidas de confinamiento es extremadamente difícil. El nuevo coronavirus se ha extendido tan rápido que los expertos no han tenido suficiente tiempo para aprender a predecir cómo progresa la enfermedad y si los humanos podrán formar los anticuerpos correctos para desarrollar protección. Ganar tiempo, cosa que se logra mediante los métodos empleados para "aplanar la curva", sigue siendo la mejor opción disponible. La transparencia de los países al informar lo que está sucediendo con sus casos de COVID-19 también es crucial, pero las evidencias indican que lamentablemente no podemos confiar en el escenario político actual.

Pedirle a la gente que se quede en casa y cerrar negocios que se consideran no esenciales son medidas destinadas a reducir la velocidad de propagación de COVID-19. No significa que el número total de pacientes positivos disminuirá en general, pero sí que los pacientes que necesitan hospitalización recibirán atención, pues se escalonará el ingreso para garantizar que puedan ser tratados. Claro está que algunos pacientes, de todas las edades, y con cualquier historial médico, necesitarán cuidados intensivos durante su enfermedad con COVID-19. Mantener el número de casos agudos bajos y escalonados disminuye las posibilidades de que alguien no pueda recibir la atención adecuada. Aunque algunos casos no puedan ser ayudados, especialmente si los pacientes son ancianos y con afecciones subyacentes, la mayoría de aquellos con enfermedad aguda sobrevivirá si la atención adecuada y oportuna está disponible. Mientras tanto, hay que recurrir a las medidas establecidas para frenar la propagación, para así garantizar a los hospitales tiempo para aumentar su capacidad tanto en términos de camas, equipos, y personal necesarios para el aumento en la demanda. En la mayoría de los países, esto todavía deja a los hospitales muy por debajo de su capacidad para la tasa a la que la infección por el SARS-CoV-2 se propaga.

Las necesidades de cada región geográfica difieren, y aunque los datos que se comparten pueden ser útiles, los epidemiólogos aún estudian las necesidades de cada región en particular. Por ejemplo, en el caso del COVID-19 ciertos factores como la demografía del envejecimiento de la población, la densidad de la población y la presencia de otros factores comprometedores entran en juego. La intensidad de la respuesta, y el tiempo de cada elemento en esta respuesta deben correlacionarse directamente con las necesidades de una región en particular.

A mediados de abril, la mayoría de los países habían pasado por diversos grados de confinamiento, refugio en el lugar o medidas de cierre parcial y distanciamiento social. Sin embargo, todavía no se avizoraban medidas farmacológicas ni vacunas efectivas en el horizonte, a pesar de los ensayos que se estaban realizando. Con este dudoso conocimiento, y el mundo en un extraño punto muerto, las autoridades necesitaban evaluar qué medidas estaban haciendo más daño que bien. Un elemento importante sigue siendo la capacidad de los hospitales y de la atención disponible en cada país, estado o región. A medida que disminuyeron los números y queda claro que los hospitales pueden manejar un ingreso sustancial de pacientes, puede ser hora de relajar las medidas de manera controlada. Lamentablemente, esto supone un poco de ensayo y error, e implica idas y venidas durante un tiempo, hasta que los resultados sean más claros.

A fines de abril, cuando algunos países parecían haber alcanzado el pico, y cuando los casos comenzaron a declinar en algunas áreas, la conversación se centró en levantar las restricciones. La OMS sugirió hacer esto en fases, y Tedros Adhanom Ghebreyesus, su director-general, realizó una reunión virtual en la que comunicó esto a las principales economías mundiales del G20 el 19 de abril de 2020. Reiteró que los países se encontraban en diferentes etapas de la respuesta y que deberían considerar la reducción de las restricciones, no como el final de la pandemia, sino como el comienzo de una próxima fase en la misma. Hizo hincapié en que ese era el momento para que estos países "informen, participen y capaciten a su gente para prevenir y responder rápidamente a cualquier resurgimiento", y que los sistemas de atención médica deben permanecer tan atentos como siempre para detectar, probar, aislar, cuidar cada caso y analizar cada posible transmisión de contactos. Es probable que un levantamiento de tales medidas cause una segunda ola y el resurgimiento de una carga para los hospitales.

Un estudio publicado a principios de abril investigó las diferencias en el número de reproducción básica R_0 en diferentes áreas. Esto se estimó en alrededor de 2-3 en promedio. Sin embargo, se observaron variaciones en algunos países donde una serie de casos positivos fueron primero introducidos a través de viajes y luego se experimentaron menos casos secundarios, incluso por debajo de lo esperado. Esto puede indicar que no todos los casos sintomáticos muestran el mismo grado de transmisión secundaria, hecho que también se demostró como probable en brotes pasados de coronavirus (SARS / MERS). Parece que hay una variación a nivel individual, lo que significa que algunas personas pueden ser súpercontagiosas.

Estos sujetos son personas inusualmente contagiosas, que tienen muchas más probabilidades de transmitir el virus en comparación con otras personas infectadas. Se cree que esto sucede debido a la forma en que funciona el sistema inmunitario individual, lo que hace que la persona elimine más virus en el medioambiente al toser o estornudar. Si este es el caso con COVID-19, podría ser un factor clave para prevenir. Este estudio sugiere que el 80% de las infecciones secundarias podrían ser causadas por el 10% de personas con COVID-19. Estos resultados tienen sentido en el contexto de lo observado durante estos primeros meses de la pandemia, habiendo pasado varios países por la fase de contención y la fase de mitigación.

Hay potencial en la investigación de quiénes son estos súpercontagiosos y en qué medida los eventos afectaron la transmisión. Esto podría conducir a nuevas estrategias para proteger a las personas de estos eventos de súpercontagio relativamente infrecuentes.

Si algún país decidiera relajar los métodos de distanciamiento social, deberían existir estrategias para evaluar a las personas que evidencien cualquier síntoma (incluso leve), aislando a aquellos con síntomas y aquellos con resultados positivos, y haciendo un seguimiento completo y rápido de los contactos para establecer si hay propagación. El cambio de comportamiento también debe ser rápido, con la autocuarentena convirtiéndose en parte de nuestro estilo de vida por el momento. Las capacidades de prueba deben permanecer fuertes y eficientes mientras los riesgos para el SARS-CoV-2 existan.

Podría pasar mucho tiempo antes de poder vivir sin COVID-19. Por lo tanto, nuestros movimientos necesitan mantenerse atentos al pulso, teniendo en cuenta la tasa de transmisión que ocurre en el área, las capacidades hospitalarias, capacidad de prueba y otros comportamientos de la población que pueden afectar cambios notorios en la "curva". La autocuarentena debe abordarse de manera responsable y seria, y debe ser apoyada por empleadores y gobiernos para hacerla factible.

Ciertas prácticas deben seguir siendo hábitos para el bien colectivo: prácticas de higiene, autocuarentena por enfermedad; la protección de individuos vulnerables; acceso financiado a pruebas rápidas; y seguimiento clínico de aquellos que muestran síntomas, solo por nombrar algunas. Entornos de alto riesgo deben monitorearse más de cerca y cualquier indicio de enfermedad debe examinarse de inmediato. Debe mantenerse una adecuada vigilancia de actividades que implique la presencia masiva de personas. Si el trabajo puede ser hecho de forma remota, entonces para algunas empresas esta puede ser una buena idea en el futuro.

Este acto de equilibrio es responsabilidad de todos,

porque incluso cuando los expertos dan pautas, sugerencias e incluso órdenes, corresponde a los ciudadanos tener cuidado y tomar medidas de precaución cuando sea necesario. Por supuesto, es importante observar las necesidades humanas básicas y los construcciones sociales que mantienen a la sociedad funcionando bien, y a las personas mental y físicamente saludables. Debe enfatizarse la necesidad de tomar decisiones basadas en datos. El monitoreo cercano y la flexibilidad son cruciales, y esto necesita ser comunicado eficientemente ante el miedo y la duda.

21

LA SEGUNDA OLA

A finales de abril y principios de mayo varios países y estados de EE.UU. se plantearon la necesidad de relajar las medidas de distanciamiento social y cuarentena. Esto preocupa a la CDC, a la OMS, a la Agencia de salud de las Naciones Unidas (ONU) y otros expertos, pues piensan que puede ser prematuro, especialmente cuando se hace sin aumentar primero los recursos destinados a la atención médica. A mediados de abril, cuando Austria, Dinamarca, España e Italia ya habían comenzado a relajar sus medidas de bloqueo, la OMS reiteró que se debían adoptar tácticas audaces contra el virus. Estas se describieron como estrategias para encontrar, probar, aislar, tratar y rastrear casos de personas potencialmente infectadas. También destacaron lo que debe hacerse para descubrir aquellos casos positivos con síntomas leves o sin síntomas, y rastrear los contactos de tales casos.

A pesar de que algunos países como España e Italia habían comenzado a ver informes de nuevos casos positivos, en otros, como el Reino Unido y Turquía, los casos todavía estaban en aumento. Esto causó un escenario muy "mixto" que dificultó la toma de decisiones para disminuir las restricciones. Así quedó demostrado que la transmisión aún no estaba controlada. Y con diferentes países usando diferentes métodos de prueba, también se hacía difícil conocer la verdadera imagen.

Igualmente importante es asegurarse de que los sistemas nacionales de salud reciban apoyo, y que los trabajadores de la salud puedan hacer frente a la situación, y tengan tiempo para descansar lo suficiente. En algunos países, la falta de los EPP y de condiciones adecuadas para el desempeño del personal a cargo de la atención resulta un tema preocupante; una segunda ola solo debilitaría lo que ya era un sistema bajo demasiada presión.

En países donde las medidas de cuarentena se han reducido, una segunda ola de casos positivos ha ocurrido. Por un lado, los países no pueden prolongar las severas medidas por demasiado tiempo debido a las pérdidas económicas y la salud mental de sus poblaciones. Por otra parte, aliviar las restricciones demasiado pronto podría resultar en un escenario aún peor, donde la decisión necesita ser revertida rápidamente y quizás con resultados drásticos.

Ciertas personas han sido golpeadas con más fuerza que otras, especialmente si ya estaban al borde de la pobreza y fueron despedidos o enviados a casa sin sueldo por sus empleadores. Los que viven en condiciones de hacinamiento y de falta de higiene, de pronto se encontraron en situaciones horribles. No es posible estar físicamente distante si ya vives con demasiadas personas en una habitación.

En los Estados Unidos, donde la pandemia ha

golpeado fuertemente y ha dejado más de 50.000
muertos al final de abril, la gente protesta contra las
medidas de cierre. Estas restricciones habían estado
vigentes con diferentes grados por cerca de dos meses.
Los manifestantes se han reunido dentro y fuera de los
edificios gubernamentales, desobedeciendo las
medidas de distancia física mientras lo hacen. Detu-
vieron el tráfico en las calles de la ciudad y levantaron
carteles cuestionando el requisito de continuar las
medidas de cuarentena, algunos incluso llegan a
llamarlo una crisis "falsa". El presidente Trump parecía
estar del lado de los manifestantes, con una serie de
tweets incendiarios como "¡Libérate Virginia!".

22

POSIBLES TRATAMIENTOS Y ENSAYOS CLÍNICOS EN CURSO

Para la segunda mitad de abril de 2020 había más de 2.000.000 de casos positivos y más de 160.000 muertes causadas por COVID-19. El mundo se apresuraba a encontrar un tratamiento, cura o vacuna para este virus que parecía casi fuera de control. El mundo médico nunca había visto un esfuerzo concertado como este, con grandes empresas de renombre uniendo fuerzas y poniendo diferencias a un lado en la carrera para encontrar el primer tratamiento probado.

Apenas unos meses después de la propagación de la enfermedad, los investigadores pusieron en marcha más de 180 ensayos clínicos, que van desde aquellos que investigan la vitamina C hasta antivirales reutilizados, inmunomoduladores, así como medicamentos antiparasitarios, terapias combinadas y otros. Considerando que la mayoría de los ensayos clínicos nunca llegan a la etapa de aprobación, tiene sentido realizar diferentes opciones en una etapa en la que cada día, semana y mes que pasa marca una diferencia. También es importante aumentar las posibilidades de aprender más sobre el SARS-CoV-2 y lo que podría funcionar para tratarlo.

Algunos expertos han criticado estos esfuerzos, alegando que han sido en gran medida descoordinados a pesar de tener las mejores intenciones. El nivel de evidencia de algunos medicamentos que se han puesto a prueba es bajo, colocándolos en una posición de poca utilidad. Esto no sorprende, ya que durante una pandemia el tiempo no está de nuestro lado, y los científicos pueden ser retenidos por la burocracia involucrada en coordinar esfuerzos. Es una espada de doble filo y un complicado dilema intentar ir rápido por un lado, y por el otro pasar demasiado tiempo en la investigación preliminar.

La OMS, junto con otros socios, en marzo 2020 comenzó a realizar un gran estudio internacional de cuatro posibles tratamientos contra COVID-19. Lo llamaron Ensayo Clínico Solidaridad. Su objetivo era involucrar a tantos pacientes en tantos países como fuera posible para comenzar rápidamente la búsqueda de un tratamiento contra COVID-19. La esperanza es mitigar el riesgo de pequeños ensayos que no rinden resultados satisfactorios y obtener la fuerte evidencia necesaria para establecer y comparar el rendimiento relativo de los métodos en estudio. A partir de la primera semana de abril de 2020, más de 90 países participaron en este Ensayo clínico Solidaridad, con la provisión de métodos simples para facilitar incluso la participación de los hospitales más agobiados.

A mediados de abril no había pruebas suficientes para indicar el uso de ningún tratamiento, excepto dentro del contexto de un ensayo clínico, y no se recomendó que los hospitales o médicos del mundo intentaran prescribir cualquiera de estos tratamientos por su propia cuenta. Las pautas en ese momento solo respaldaban el uso de tratamientos estándar para aliviar los síntomas cuando se considerara necesario.

Al no haberse establecido terapias comprobadas al momento de la redacción, el estándar del tratamiento para pacientes sintomáticos con COVID-19 fue el de manejo sintomático. Fiebre y tos fueron tratados con la medicación establecida. La atención también incluyó el uso de oxígeno o ventilación mecánica, dependiendo de la gravedad del paciente.

El ensayo clínico de la OMS - "Solidaridad"

La OMS, junto con varios países que participaron, se propuso probar la eficacia de un número de tratamientos para tratar de encontrar una cura para COVID-19 tan rápida y eficientemente como fuera posible. Este ensayo se iba a realizar en los hospitales de estos países, directamente en pacientes infectados, y en conjunto con cualquier otra atención estándar necesaria dependiendo de los síntomas. Se espera que, al comparar los tratamientos no probados entre sí, se pueda estar más cerca de comprender cuál de ellos demuestra ser el adecuado para la enfermedad.

El Dr. Tedros Adhanom Ghebreyesus, Director General de la Organización Mundial de la Salud, dijo acerca del Ensayo Clínico: "Me alegra que muchos países se hayan unido a la prueba SOLIDARIDAD, que nos ayudará a movernos con velocidad y contundencia. Cuantos más países se suscriban a la prueba SOLIDARIDAD y otros grandes estudios, más rápido obtendremos resultados sobre los medicamentos que funcionan, y así podremos ser capaces de salvar más vidas".

. . .

EIDD-2801

EIDD-2801 es un nuevo medicamento de investigación (IND) cuyo uso en COVID-19 fue autorizado por la Administración de Alimentos y Medicamentos de los Estados Unidos (FDA). El 13 de abril de 2020 se autorizaron pruebas en humanos. Actúa como antiviral de amplio espectro y ha demostrado eficacia contra la gripe y el ébola, entre otras infecciones. Actúa evitando la replicación del virus SARS-CoV-2 en el cuerpo. En modelos animales ha inhibido la replicación viral de SARS-CoV-2 y MERS. Los ensayos clínicos con los pacientes humanos están en curso y aún no han arrojado ningún resultado definitivo.

Remdesivir

Remdesivir es otro antiviral que se utilizó originalmente para el tratamiento de las infecciones a causa de los virus del Ébola y el Marburg. Es un líquido que se administra por vía intravenosa (infusión intravenosa) que ha demostrado actividad *in vitro* así como *in vivo* contra SARS-CoV-2. A pesar de que fue formulado originalmente para el Ébola, no resultó tan efectivo como otros tratamientos en aquel momento. Más tarde fue usado exitosamente en estudios con animales para otros coronavirus. El 3 de abril, la Agencia Europea de Medicamentos (EMA) anunció una serie de recomendaciones para el uso por motivos humanitarios de este fármaco en ciertos pacientes, es decir, usar un medicamento no aprobado (o aún no aprobado) en un paciente gravemente enfermo cuando no hay otro tratamiento disponible.

También se están investigando otros antivirales como favipiravir, oseltamivir y ribavirina. La ribavirina está en etapa de ensayos clínicos, y se propuso su uso junto con un producto de interferón para tratar virus ARN. Los interferones son proteínas de "señalización" producidas por las células huésped para alertar sobre la presencia de virus en el cuerpo. Favipiravir está disponible en China y Japón como medicamento para la influenza. También está bajo ensayo clínico, y hasta ahora no ha habido resultados concluyentes.

Lopinavir-ritonavir (Kaletra)

Esta combinación de medicamentos se utiliza en el VIH como inhibidora de la proteasa. Suelen utilizarse conjuntamente con otros antirretrovirales en el tratamiento de infecciones por VIH. La combinación de lopinavir-ritonavir mostró actividad in vitro (en un laboratorio, fuera de un organismo vivo) contra el SARS en un estudio realizado en 2004. Hay más de una docena de ensayos que evalúan la eficacia de estos medicamentos contra placebo en el tratamiento de COVID-19. Sin embargo, un ensayo aleatorizado y controlado que fue publicado en el New England Journal of Medicine reveló que no se encontró que mostraran suficiente eficacia en pacientes con infección severa. Otros ensayos que están actualmente en desarrollo deberán revelar resultados a finales de abril de 2020, en mayo de 2020 y en julio de 2020, respectivamente.

· · ·

Cloroquina e hidroxicloroquina

La cloroquina y la hidroxicloroquina pertenecen a una clase de medicamentos llamados quinolinas, y son utilizadas en la prevención y tratamiento de la malaria aguda. También se usan en el tratamiento de lupus y artritis reumatoide. Estos medicamentos han sido investigados y han demostrado alguna actividad in vitro contra coronavirus cuando fueron investigados durante el brote de MERS en 2012. Se cree que funcionan cambiando la acidez en la superficie de la célula, evitando así que el virus la invada.

Se han realizado algunas pruebas preliminares utilizando cloroquina e hidroxicloroquina, solas o en combinación con un medicamento antibacteriano llamado azitromicina. Parecía que la terapia combinada funcionaba mejor para detener la propagación de la infección, pero este estudio solo se realizó en una pequeña muestra de pacientes y no se consideró concluyente, a pesar de lo mucho que se habló al respecto. En el momento de escribir esto no era un curso de acción recomendado, debido a los posibles efectos secundarios que superaban los potenciales beneficios.

Inmunosupresores Actemra (tocilizumab) y Kevzara (sarilumab)

La razón detrás del uso de inmunosupresores es el hecho de que la patogénesis de la enfermedad sugiere una liberación de citocinas como la interleucina-6 (IL-6). Tocilizumab puede reducir la tasa de mortalidad en pacientes graves o críticos al actuar como un bloqueador de IL-6. En estudios realizados hasta finales de abril, la certeza general de que este tratamiento era exitoso fue baja y hubo preocupaciones de riesgo de sesgo, ya que no se utilizó ningún grupo de control. Algunos han sugerido que su uso puede ser más beneficioso si se administra temprano en la enfermedad. Sarilumab ha estado bajo estudio también, y algún uso ha sido informado anecdóticamente. Se cree que actúa de la misma manera, inhibiendo la IL-6.

Anticuerpos neutralizantes contra el SARS-CoV-2

Basado en el éxito de los tratamientos históricos para una serie de enfermedades infecciosas se propuso el empleo de suero conteniendo anticuerpos de plasma o suero del paciente convaleciente como una posible línea de tratamiento. Aún no hay seguridad de si infectarse con SARS-CoV-2 y recuperarse de la infección significará que el paciente será inmune a contraer la infección por segunda vez. No se conoce bien cómo sería la inmunidad al coronavirus.

Ser inmune a un patógeno infeccioso no siempre significa que no se pueda contraer de nuevo en algún momento en la vida. Se ha observado que los niveles de anticuerpos pueden disminuir con los años, y este ha sido el caso con otros coronavirus. Una pérdida de anticuerpos años después de la infección no necesariamente significa que el paciente vuelve a ser propenso a la infección, pues el "modelo" para hacer estos anticuerpos para un patógeno específico aún puede almacenarse en el cuerpo. Lamentablemente no se sabe lo suficiente sobre cómo funciona el sistema inmunitario como para tener respuestas claras en este momento.

Después de algunos ensayos clínicos no se registraron eventos adversos graves, pero la certeza de la evidencia sigue siendo baja. El potencial de efectos secundarios permanece, ya que puede riesgos excepcionales asociados a transfusiones en estos procedimientos. El plasma convaleciente se ha utilizado bajo la directriz de Emergencia de Investigación de Nuevos Medicamentos (eIND).

23

EL PELIGRO DE LAS NOTICIAS FALSAS

Es fácil advertir cómo un nuevo virus que causa una pandemia en tan poco tiempo puede ser el caldo de cultivo para noticias falsas. Como tales se conocen a todo reporte de información que no es real o que resulta engañoso de manera deliberada. Esta información se transmite a través de noticias o redes sociales y puede extenderse tan rápidamente como el brote mismo, gracias a Internet. Y puede también ser tan dañinas como él. Aunque el término "noticias falsas" (*"Fake News"*) se ha usado recientemente, con mucha frecuencia, la noción de campañas deshonestas ha existido durante cientos de años bajo diferentes nombres.

El presidente Donald Trump, confinado a la Casa Blanca durante la cuarentena, con su televisor y sus canales de noticias favoritos, hizo muchos comentarios de ida y vuelta durante la pandemia. Como el líder de uno de los países más grandes del mundo, sus palabras son escrutadas de una manera que él no parece tomar en serio. Por eso consideró conveniente acusar a los hospitales de malgastar equipo de protección personal y de acaparamiento de ventiladores.

A lo largo de enero de 2020, el Sr. Trump restó importancia al brote del virus a pesar de que se había propagado rápidamente a varios países y se informó en al menos 21 países al final de ese mes. Eso incluyó el primer caso reportado en los Estados Unidos, que fue el 20 de enero. El paciente era un hombre de 35 años que había viajado recientemente para visitar a su familia en Wuhan, China. Sin embargo, el presidente estadounidense pensó que todo estaba "totalmente bajo control" y que "solo era una persona que venía de China", repitiendo que "va a estar bien".

Esto también significa que las medidas clave que podrían haber asegurado que Estados Unidos estuviera más preparado para la pandemia no fueran tomadas. Durante un tiempo, los viajes continuaron de la manera habitual, y no había interés por aumentar la disponibilidad de equipos para salvar vidas en el sector médico. A pesar de que los datos de salud pública llegaron de China, las advertencias urgentes fueron ignoradas en gran medida y el gobierno de los Estados Unidos se demoró en actuar. Como esas palabras tranquilizadoras venían del presidente, que estaba demasiado ocupado preocupándose por su popularidad electoral y su posible juicio político, Estados Unidos perdió un tiempo valioso que luego resultaría ser una muy mala noticia.

El 10 de febrero, 11 días después de que la OMS declarara el estado de pandemia, Trump habló con miles de seguidores en un mitin en New Hampshire. Habló del virus señalando que desaparecería "milagrosamente" debido al clima más cálido en abril. Sin embargo, a mediados de marzo, de repente cambió de tono y declaró que él "sentía que era una pandemia mucho antes de que se llamara pandemia". No sorprende entonces que sus partidarios estuvieran confundidos con este aluvión de mensajes mixtos y la subestimación de los eventos, y se vieran obligados a pensar en esta situación tan grave como si fuera una "farsa".

NOTICIAS CONFUSAS DE LAS AUTORIDADES

Mensajes mixtos similares a los descritos han sido entregados por varios jefes de países que liberan pautas y luego crean lagunas dentro de estas noticias para hacerse más populares en su distrito electoral. El término "infodemia" fue acuñado durante el brote de SARS para hacer referencia a la proliferación de información, incluido un aluvión de datos falsos. Ahora resulta ser más relevante que nunca, ya que los delincuentes y los malhechores intentaron utilizar el brote como una oportunidad para difundir la desesperación y la división, así como una forma de aprovechar el miedo. Esto puede frenar una respuesta pública en materia de salud que de otro modo podría haber sido efectiva; crea confusión y alberga desconfianza en un momento en que deberíamos guiarnos por la ciencia y los hechos.

Cuando la difusión de información está en manos de aquellos que no se dan cuenta de cuán perjudiciales pueden ser sus palabras, el resultado puede ser dañino de manera inmediata y a largo plazo. A manera de ejemplo, adviértase el hecho de que Donald Trump declaró, durante una conferencia de prensa a principios de abril de 2020, que tenía fe en el tratamiento con hidroxicloroquina, y que no había nada que perder al tomarlo, a pesar del hecho de que no hubo evidencia concluyente para esto. Elon Musk, empresario en el sector tecnología y fabricante de automóviles, también tuiteó acerca de la cloroquina sin tener ninguna evidencia.

Estos jugadores populares y de interés periodístico reciben mucha atención, y cualquier cosa que digan puede ser compartida miles de veces, malinterpretándose como un respaldo legítimo, lo que lleva a falsas creencias y mayor confusión. Esto también condujo al acaparamiento de medicamentos antipalúdicos, que comenzaron a escasear para quienes realmente la necesitaban. Hubo quienes decidieron probarlos en un intento por mantenerse a salvo de la infección con COVID-19; una acción que provocó la hospitalización de algunos, debido a los efectos secundarios del propio medicamento. La OMS, al menos hasta el final de abril de 2020, solo recomendó el uso de hidroxicloroquina en condiciones de ensayos clínicos.

En un movimiento sin precedentes, las plataformas de redes sociales Facebook y Twitter están trabajando con la OMS. Funcionarios "cazadores de mitos" trabajan incesantemente para tratar de frenar la difusión de información errónea y de rumores a través de algunas declaraciones, como que el virus no sobrevivirá al clima cálido, o que una gran ingesta de ajo y jengibre puede prevenir el virus. Estas empresas están actuando como filtros para proteger la salud pública, al eliminar información falsa y evitar que se propague de manera virulenta en sus plataformas.

Puede parecer obvio, pero en un momento de gran tensión y miedo, un tiempo en el que no entendemos lo que puede deparar el futuro, muchos de nosotros nos volvemos vulnerables a aquellos que quieren aprovechar la situación de manera maliciosa. Se insta al público a obtener información solo de fuentes confiables como la Organización Mundial de la Salud o los Centros para el Control y Prevención de Enfermedades. También se les advierte que no den información personal a nadie que no muestre documentación oficial, como quienes afirman estar representando bancos u otras agencias oficiales.

Estos tiempos de pandemia también nos han demostrado lo generosas que pueden ser las personas y cómo pueden unirse en tiempos difíciles. Se han visto actos de caridad en todo el mundo: se alimenta a los hambrientos, se atiende a los pobres, se entretiene a los solitarios. Los profesionales de la salud finalmente obtienen el reconocimiento y el respeto que se merecen. Otros trabajadores y profesionales en la línea del frente también son respetados por lo que encuentran en su trabajo todos los días. Hemos redescubierto el tiempo y la necesidad de apreciarse mutuamente. Estamos pasando más tiempo de calidad con nuestra familia y nos comunicamos a través de nuevos medios. Los artistas se han vuelto aún más creativos, floreciendo en el momento preciso, cuando su trabajo trae gran consuelo. Puede que sea hora de ver que nuestra idea de lo "normal" no es el mejor lugar para volver cuando esto finalmente llegue a su "fin".

Esta información se recopiló durante marzo y abril de 2020 y se consideró correcta en el momento en que fue escrita.

REFERENCIAS

Cristiano Salata, Arianna Calistri, Cristina Parolin, Giorgio Palù, Coronaviruses: a paradigm of new emerging zoonotic diseases, *Pathogens and Disease*, Volume 77, Issue 9, December 2019, ftaa006, https://doi.org/10.1093/femspd/ftaa006
Fielding, B. What the latest coronavirus tells us about emerging new infections. MedicalXpress. 27th January 2020. https://medicalxpress.com/news/2020-01-latest-coronavirus-emerging-infections.html

Cui, J., Li, F. & Shi, Z. Origin and evolution of pathogenic coronaviruses. *Nat Rev Microbiol* 17, 181–192 (2019). https://doi.org/10.1038/s41579-018-0118-9

Zoonotic Diseases. Centers for Disease Control and Prevention. Last reviewed on 14th July 2017. https://www.cdc.gov/onehealth/basics/zoonotic-diseases.html

Coronavirus disease (COVID-19). COVID-19

Corona Virus: Epidemiology, Pathophysiology, Diagnostics. Ninja Nerd Science. Accessed at: https://www.youtube.com/watch?v=PWzbArPgo-o

Goudarzi, S. Lessons from past outbreaks could help fight the coronavirus pandemic. Scientific American. March 23rd 2020. Accessed at: https://www.scientificamerican.com/article/lessons-from-past-outbreaks-could-help-fight-the-coronavirus-pandemic1/

The Deadliest Flu: The Complete Story of the Discovery and Reconstruction of the 1918 Pandemic Virus. By Douglas Jordan with contributions from Dr. Terrence Tumpey and Barbara Jester.

https://www.cdc.gov/flu/pandemic-resources/reconstruction-1918-virus.html

That Discomfort You're Feeling Is Grief by Scott Berinato

March 23, 2020

https://hbr.org/2020/03/that-discomfort-youre-feeling-is-grief?fbclid=IwAR35_lZ8_xajIcqad-GfMTT6_Hcp_ytepXFah30uvVNMHnbri4RB6GmVPC4

Kreuder Johnson, C., Hitchens, P. L., Smiley Evans, T., Goldstein, T., Thomas, K., Clements, A., Joly, D. O., Wolfe, N. D., Daszak, P., Karesh, W. B., & Mazet, J. K. (2015). Spillover and pandemic properties of zoonotic viruses with high host plasticity. *Scientific reports, 5,* 14830. https://doi.org/10.1038/srep14830

Heffernan, J. M., Smith, R. J., & Wahl, L. M. (2005). Perspectives on the basic reproductive ratio. *Journal of the Royal Society, Interface*, 2(4), 281–293. https://doi.org/10.1098/rsif.2005.0042

Zimmer, C. Welcome to the Virosphere. The New York Times. March 24, 2020.

Coronavirus vaccine: when will it be ready? 25 March 2020 https://www.theguardian.com/world/2020/mar/25/coronavirus-vaccine-when-will-it-be-ready-trials-cure-immunisation

Singh, SK. Middle East Respiratory Syndrome Virus Pathogenesis. Semin Respir Crit Care Med 2016. DOI: 10.1055/s-0036-1584796

Strochlic, N. Champine, RD. How some cities 'flattened the curve' during the 1918 flu pandemic. National Geographic. 27th March 2020. Accessed at: https://www.nationalgeographic.com/history/2020/03/how-cities-flattened-curve-1918-spanish-flu-pandemic-coronavirus/

Laguipo, ABB. How does COVID-19 coronavirus compare to the 1918 Spanish flu? News Medical Life Sciences. March 9th 2020. Accessed at: https://www.news-medical.net/news/20200309/How-does-COVID-19-coronavirus-compare-to-the-1918-Spanish-flu.aspx

Goudarzi, S. Lessons from Past Outbreaks Could Help Fight the Coronavirus Pandemic. Scientific American. March 23rd 2020. Accessed at: https://www.scientificamerican.com/article/lessons-from-past-outbreaks-could-help-fight-the-coronavirus-pandemic1/

Ho, MS. Severe Acute Respiratory Syndrome (SARS). Section II: Pathogens, Part E: Viral Infections. Chapter 59.
   Peiris, J., Guan, Y. & Yuen, K. Severe acute respiratory syndrome. *Nat Med* **10,** S88–S97 (2004). https://doi.org/10.1038/nm1143

Global Preparedness Monitoring Board. A world at risk: annual report on global preparedness for health emergencies. Geneva: World Health Organization; 2019. Licence: CC BY-NC-SA 3.0 IGO.

Use Of Cloth Coverings To Help Slow Spread Of COVID-19. Centers for Disease Control and Prevention. 4th April 2020. Accessed at: https://www.cdc.gov/coronavirus/2019-ncov/prevent-getting-sick/diy-cloth-face-coverings.html

Covid-19: risk factors for severe disease and death. BMJ 2020; 368 26 March 2020. Doi: https://doi.org/10.1136/bmj.m1198

Bendix, A. Secon, H. Men are dying from the coronavirus at higher rates than women around the world. Here are scientists' best ideas as to why. Business Insider. March 30th 2020. Accessed at: https://www.businessinsider.com/why-more-men-die-from-coronavirus-than-women-2020-3

Hindson, J. COVID-19: faecal–oral transmission?. Nat Rev Gastroenterol Hepatol (2020). https://doi.org/10.1038/s41575-020-0295-7

Wardhana1, Datau EA, Sultana A, Mandang VV, Jim E. The efficacy of Bacillus Calmette-Guerin vaccinations for the prevention of acute upper respiratory tract infection in the elderly. Accessed at: http://www.inaactamedica.org/archives/2011/21979284.pdf

Coronavirus Will Change the World Permanently. Here's How. Politico Magazine. 19th March 2020. Accessed at: https://www.politico.com/news/magazine/2020/03/19/coronavirus-effect-economy-life-society-analysis-covid-135579

Crowdsourcing to fight COVID-19. The Economist. March 26th 2020. Accessed at: https://www.economist.com/international/2020/03/26/crowdsourcing-to-fight-covid-19

Etherington, D. NASA issues agency-wide crowdsourcing call for ideas around COVID-19 response. Techcrunch.com. 1st April 2020. Accessed at: https://techcrunch.com/2020/04/01/nasa-issues-agency-wide-crowdsourcing-call-for-ideas-around-covid-19-response/

"BCG Vaccination Policies Make a Ten Times Difference in Covid-19 Incidence, Mortality: New Study." The Economic Times. Accessed April 3, 2020. https://m.economictimes.com/industry/healthcare/biotech/healthcare/nations-without-bcg-vaccination-saw-higher-cases/articleshow/74956201.cms.

Wadhams, N. Jacobs, J. China Concealed Extent of Virus Outbreak, U.S. Intelligence Says. 1st April 2020. Bloomberg. Accessed at: https://www.bloomberg.com/news/articles/2020-04-01/chinaconcealed-extent-of-virus-outbreak-u-s-intelligence-says

Palmer, J. What to make of China's coronavirus figures? Foreign Policy. April 1st 2020. Accessed at: https://foreignpolicy.com/2020/04/01/china-coronavirus-official-figures-underreporting-pandemic-response-xi-jinping/

Gan, N. Hu, C. Beijing tightens grip over coronavirus research, amid US-China row on virus origin. CNN. April 13th 2020. Accessed at: https://edition.cnn.com/2020/04/12/asia/china-coronavirus-research-restrictions-intl-hnk/index.html

Broad, WJ. Putin's Long War Against American Science. The New York Times. April 13th 20202. Accessed at: https://nyti.ms/2Xvbdhn

Billings, K. Racist Acts Surge Against Asian Americans During Coronavirus Pandemic. International Business Times. 27th March 2020. Accessed at: https://www.ibtimes.com/racist-acts-surge-against-asian-americans-during-coronavirus-pandemic-2948149

Coronavirus Will Change the World Permanently. Here's How. Politico Magazine. March 19th 2020. Accessed at: https://www.politico.com/news/magazine/2020/03/19/coronavirus-effect-economy-life-society-analysis-covid-135579

Griffiths, J. Jiang, S. Wuhan officials have revised the city's coronavirus death toll up by 50%. CNN. 17th April 2020. Accessed at: https://edition.cnn.com/

2020/04/17/asia/china-wuhan-coronavirus-death-toll-intl-hnk/index.html

Griffiths, J. AP report claims China knew of pandemic danger in Wuhan even as officials downplayed risk of virus. CNN, 17th April 2020. Accessed at: https://edition.cnn.com/2020/04/16/asia/china-wuhan-coronavirus-ap-intl-hnk/index.html

Shengjie Lai*, Nick W Ruktanonchai*, Liangcai Zhou, Olivia Prosper, Wei Luo, Jessica R Floyd, Amy Wesolowski, Mauricio Santillana, Chi Zhang, Xiangjun Du, Hongjie Yu, and Andrew J Tatem. Effect of non-pharmaceutical interventions for containing the COVID-19 outbreak in China. March 13th 2020. Accessed at: https://doi.org/10.1101/2020.03.03.20029843

Craven, J. COVID-19 therapeutics tracker. Regulatory Affairs Professionals Society. April 16th 2020. Accessed at: https://www.raps.org/news-and-articles/news-articles/2020/3/covid-19-therapeutics-tracker

Auwaerter, P. Coronavirus COVID-19 (SARS-CoV-2). John Hopkins Medicine. ABX Guide. April 21st 2020. Accessed at: https://www.hopkinsguides.com/hopkins/view/Johns_Hopkins_ABX_Guide/540747/all/Coronavirus_COVID_19__SARS_CoV_2

=

Tracking covid-19 excess deaths across countries. The Economist. April 16th 2020. Accessed at: https://www.economist.com/graphic-detail/2020/04/17/coronavirus-infections-have-peaked-in-much-of-the-rich-world

Endo A, Centre for the Mathematical Modelling of Infectious Diseases COVID-19 Working Group, Abbott S *et al.* Estimating the overdispersion in COVID-19 transmission using outbreak sizes outside China [version 1; peer review: awaiting peer review]. *Wellcome Open Res* 2020, **5**:67 (https://doi.org/10.12688/wellcomeopenres.15842.1)

Cher, A. Countries risk second wave of coronavirus infections by easing restrictions too early, says expert. CNBC. April 14th 2020. Accessed at: https://www.cnbc.com/2020/04/14/countries-risk-second-wave-of-coronavirus-infections-by-easing-restrictions-too-early-says-expert.html

Relaxing lockdowns without boosting care could lead to new COVID spike: WHO. United Nations. April 15th 2020. Accessed at: https://news.un.org/en/story/2020/04/1061782

Ellis, R. Maxouris, C. McLaughin, EC. Azad, A. As states grapple with reopening their economies Trump says part of Georgia's plan is 'just too soon'. April 23rd 2020. Accessed at: https://edition.cnn.com/2020/04/22/health/us-coronavirus-wednesday/index.html

Department of Global Communications. UN tackles 'infodemic' of misinformation and cybercrime in COVID-19 crisis. Accessed at: https://www.un.org/en/un-coronavirus-communications-team/un-tackling-%E2%80%98infodemic%E2%80%99-misinformation-and-cybercrime-covid-19

www.ingramcontent.com/pod-product-compliance
Lightning Source LLC
Chambersburg PA
CBHW051841130726
47987CB00002B/644